KB081388

한국 의사 미국 가기

한국 의사 미국 가기

미국 진출을 꿈꾸는 한국 의사들에게

지은이 강현석, 박찬왕, 전혜영, 조도연

펴낸날 1판 1쇄 2020년 5월 20일

대표이사 양경철
편집주간 박재영
편집 강지예
디자인 박찬희

발행처 ㈜청년의사
발행인 이왕준
출판신고 제313-2003-305호(1999년 9월 13일)
주소 (04074) 서울시 마포구 독막로 76-1(상수동, 한주빌딩 4층)
전화 02-3141-9326
팩스 02-703-3916
전자우편 books@docdocdoc.co.kr
홈페이지 www.docbooks.co.kr

ISBN 978-89-91232-85-3 (03510)

책값은 뒤표지에 있습니다.
잘못 만들어진 책은 서점에서 바꿔드립니다.

★ 미국 진출을 꿈꾸는 한국 의사들에게 ★

한국의사 미국가기

강현석 · 박찬왕 · 전혜영 · 조도연 지음

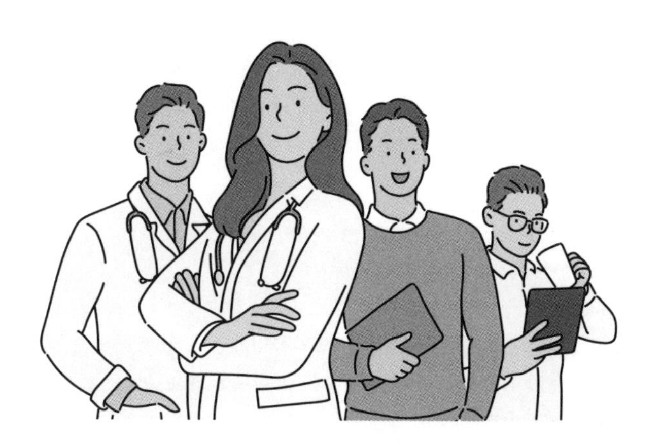

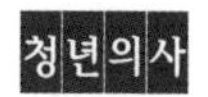

지은이 소개

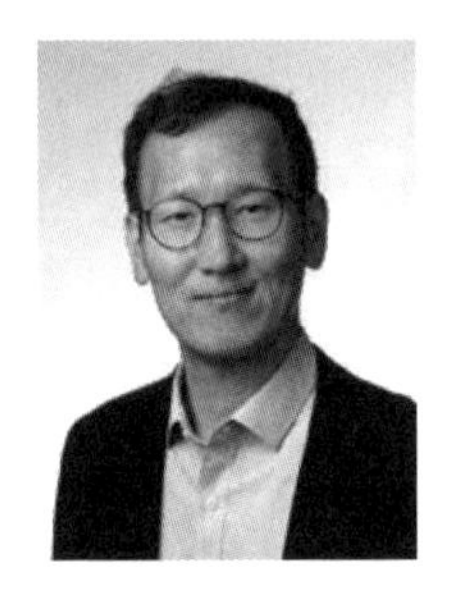

강현석

캘리포니아대학교 샌프란시스코 의과대학(UCSF) 혈액종양내과 교수. 연세대학교 의과대학 재학 시절, 여름 방학 때 경험한 MD Anderson Cancer Center 실험실과 진료 환경에 매료되어 도미를 결심했다. 연세대 의대와 보건대학원을 졸업한 후, 뉴욕 컬럼비아대학교 부속 세인트룩/루즈벨트 병원에서 내과 레지던트를, 애틀랜타 에모리대학병원에서 혈액종양내과 펠로를 거쳤다. 수련 후 볼티모어 존스홉킨스대학교 종양내과 교수로 있으면서 두경부암의 면역항암제 개발에 기여했고, 현재는 두경부암, 침샘암, 갑상선암 관련 임상 시험 및 중개 연구에 매진하면서 Eastern Cooperative Oncology Group과 미국 국립암센터(NCI) 국소진행형암 태스크포스에서 활동하고 있다. 같은 학교 치과대학 교수인 아내와 함께 아들 하나를 키우고 있으며, 어떻게 해야 미국에서 자라는 아이가 한국인의 정체성을 간직하게 해줄 수 있을까 고민하고 있다.

- 1996년 서울과학고등학교 졸업
- 2002년 연세대학교 의과대학 졸업(의학사)
- 2002년~2005년 공중보건의사
- 2007년 연세대학교 보건대학원 졸업(보건학 석사)
- 2010년 St. Luke's-Roosevelt Hospital Center/Columbia University 내과 레지던트 수료
- 2013년 Emory University 혈액종양내과 펠로십 수료
- 2013년~2018년 Johns Hopkins University 종양내과 전임강사/교수
- 2018년~ University of California, San Francisco 혈액종양내과 교수

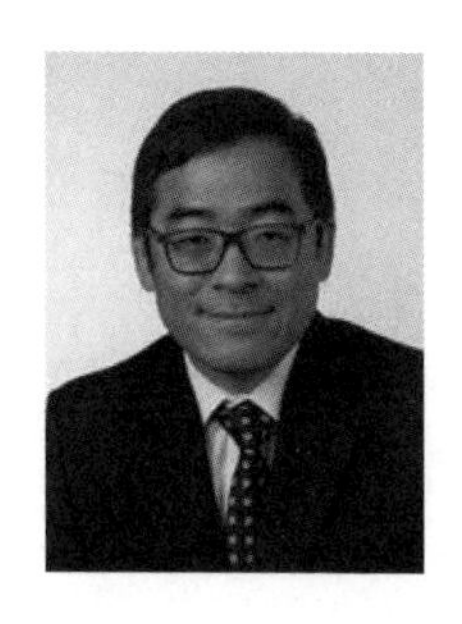

박찬왕

2004년에 연세대학교 의과대학을 졸업하고 공중보건의사로 군 복무를 마친 후 2007년에 마취과 매치를 성공한 아내를 따라서 도미했다. 3년간 USMLE 시험과 미국 병원에서 임상 실습 등을 거쳐 인디애나대학교에서 2010년부터 2014년까지 마취과 수련을 했다. 2014년 마취과 전문의 105명으로 구성된 중대형 프라이빗 프랙티스 그룹 Anesthesia Consultants of Indianapolis에 참여하여 현재 파트너 의사이자 최고정보관리책임자(Chief Information Officer, CIO)로 재직 중. 비즈니스적 관점에서 그룹프랙티스를 운영하는 영역과 그중에서도 특히 정보통신기술(Information Technology)로 비즈니스의 효율을 높이고 각종 준법감시(Compliance) 문제를 해결하는 데 관심이 많아 여러 프로젝트를 시도하는 중이다. 의사로서는 더 바라는 것은 없고 현상 유지가 목표. 가족들과 예쁜 가정을 꾸리고 여행을 다니는 것이 삶의 큰 즐거움이다.

- 2004년 연세대학교 의과대학 졸업
- 2004년 경기도 여주시 공중보건의사
- 2005~2007년 보건사회연구원 건강증진사업지원단 공중보건의사
- 2007년 배우자의 레지던트 매치로 도미, Georgia State University 어학원
- 2008년 ECFMG Certificate 취득
- 2010년~2014년 Indiana University School of Medicine 마취과 수련
- 2014년~ Anesthesia Consultants of Indianapolis
- 2015년~ Indiana Society of Anesthesiologists, Board of Directors
- 2019년~ American Society of Anesthesiologists, House of Delegates

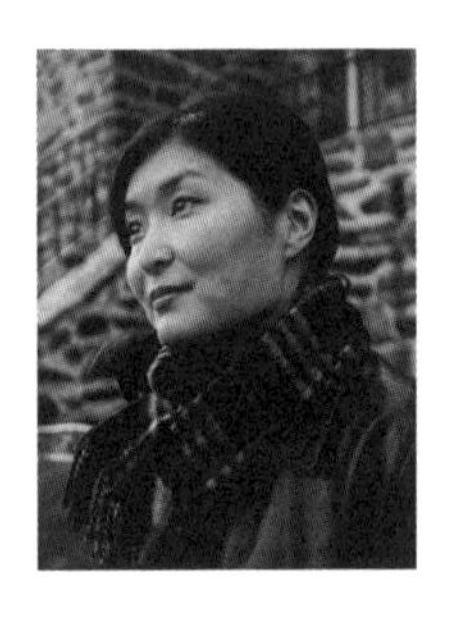

전혜영

이화여자대학교 의과대학을 졸업한 후 재난의학 전문가가 되겠다는 큰 꿈을 품고 도미하여, 바쁘기로 미국에서 톱 5 안에 드는 뉴욕의 레벨 1 외상센터에서 응급의학과 수련을 마쳤다. 이후 뉴욕의과대학에서 교수로 일하며 레지던트 초음파 교육을 책임지는 초음파 디렉터 및 코어 패컬티(Core Faculty)로 일했다. 매년 레지던트 인터뷰 및 선발 과정에 참여하면서 알게 된 미국형 인재상을 기회가 생길 때마다 다른 한국 의사분들과 나누는 것이 보람이다. 워라밸이 가능한 미국 응급의학과 의사의 라이프 스타일 덕분에 틈틈이 여행한 나라가 50곳이 넘으며, 소속 병원의 Disaster Committee Board Member로 세계의 재난 지역을 누비며 구호 활동에도 적극적으로 참여했다. 전 세계의 문화를 접할 수 있는 도시 뉴욕에서의 어텐딩 생활을 즐기던 중, 또다시 지적 호기심이 발동하여 '인간이라면 모두가 맞이하는 피할 수 없는 죽음'에 관한 공부를 시작하기 위해 2020년 7월부터 미국 최고의 암센터로 손꼽히는 메모리얼 슬로언 케터링 암센터에서 호스피스 완화의학 펠로를 시작하게 된 호기심 많은 의사다.

- 2000년 거창고등학교 졸업
- 2007년 이화여자대학교 의과대학 졸업
- 2008년~2009년 UAB Montgomery Internal Medicine 프릴림 내과 인턴
- 2009년~2012년 Lincoln Medical and Mental Health Center 응급의학과 레지던트
- 2013년~2014년 University of Missouri-Columbia 응급의학과 교수
- 2015년~2020년 New York Medical College-Metropolitan Hospital 응급의학과 교수, 초음파 디렉터 및 코어 패컬티
- 2020년 7월~ Memorial Sloan Kettering Cancer Center 호스피스 완화의학 펠로

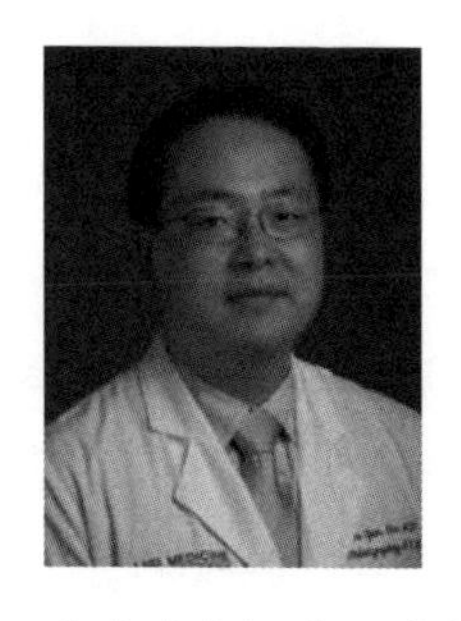

조도연

충북대학교 의과대학을 졸업하고 삼성서울병원에서 이비인후과 수련을 받은 후 도미하여 스탠퍼드대학병원에서 이비인후과 수련을 다시 받고 미국 전문의 자격증을 취득했다. 현재 앨라배마대학병원 이비인후과 교수 및 버밍햄 보훈병원 이비인후과 과장을 맡고 있다. 주된 연구 분야는 만성축농증, 낭포성섬유증, 슈도모나스 감염 및 나노시스템을 통한 국소약물전달등이며 미국 국립보건원(NIH), 미국낭포성섬유증재단(CFF) 등에서 연구비를 받고 있다. 현재 약 60여 편의 학술논문이 펍메드에 등재되어 있으며, 한미이비인후과회 총무, 미국이비인후과학회(AAO-HNSF) 및 미국비과학회(American Rhinologic Society) 국제·학술위원으로 활동 중이다. 지금까지 약 40여 개국을 여행했고 앞으로 사람 냄새가 곳들을 더 많이 찾을 예정이다. 취미는 싱글들을 위한 제대로 된 10분 뚝딱 요리 개발로, 언젠가는 요리로 유튜버에 도전해보고자 한다.

- 1993년 청주 운호고등학교 졸업
- 1999년 충북대학교 의과대학 의학과 졸업
- 2004년 성균관대학교 의과대학 석사
- 2004년 삼성서울병원 이비인후과 레지던트 수료 및 전문의 자격 획득
- 2004년~2007년 한국국제보건의료재단 공중보건의사
- 2007년~2009년 Stanford University School of Medicine 이비인후과 교환학자 (Visiting Scholar)
- 2009년~2014년 Stanford University School of Medicine 이비인후과 레지던트
- 2015년 6월 미국이비인후과 전문의 자격 획득
- 2014년 8월~ University of Alabama School of Medicine 이비인후과 교수

Prologue

쓰라린 시간을 통해 진정한 자신으로

COVID-19가 확산된 이후 미국 병원은 마치 전쟁터와도 같은 느낌이었습니다. 어려운 지구적 위기에서도 하루하루 봄이 오고 꽃이 피고 새싹이 나고 있다는 사실이 야속할 만큼 세상은 아름답습니다. 우리는 세상이 망하기라도 할 것처럼 떠들고 있지만 지구에게는 이마저도 그저 지나갈 현상이겠지요. 오히려 사람들의 활동이 줄어서 더 자연스럽게 흘러가고 있는 느낌마저 들 정도입니다.

이민 생활이 10년을 넘기면서 지금은 거의 없어졌지만, 미국에 온 처음 몇 년간은 불현듯 미시감을 느끼는 일들이 있었습니다. 자주 다니는 길의 한가운데에서 갑자기 나는 누구고, 여기는 어디인지 의문이 드는 아주 묘한 느낌이었습니다. 시간이 많이 흐르면서 이제는 '미국 의사'가 온전한 저의 정체성이 되었고 오히려 한국에 가면 많은 것들이 낯설게 느껴지지만, 그런 의미에서 또 한편으로는 세상이 쉽게 변한다는 사실도 실감하고 있습니다. 지금 제가 알고 있는 저의 주변 세상이 미국이라는 나라의 어느 한 도시일 뿐이기도 하지만, 심지어 저의 이 작은 주변마저 10년이 지나면 많이 변해 있을 것입니다. 지금의 제가 옳다고 여기는 생각과 경험들도 언젠가는 그렇지 않게 될 텐데, 이런 책을 써서 누군가의 인생에 영향을 줄 수도 있다는 것은 매우 두려운 일입니다.

그럼에도 불구하고 언제든 어디서든 변하지 않으리라고 생각하는 이야기를 하나 드리고 싶습니다. 2007년에 제가 무슨 대책으로 미국으로 건너왔는지 지금 생각해도 잘 모르겠습니다. 무작정 아내를 따라왔을 뿐이었습니다. 저는 말 그대로 아무런 준비가 되어 있지 않았고, '내가 과연 미국에서 의사로 살 수 있기는 할까?' 하는 생각마저 종종 들었던 시기도 있었습니다. 하지만 영어 한마디 제대로 못 하는 채로 미국에 와서 바닥부터 인생을 다시 시작하니 그전에는 잘 보이지 않던 것들이 보이기 시작했습니다. 아이러니하게도 미국 이민을 계기로 경험하게 되었지만 미국에 사는 것과는 아무런 상관이 없는 것들이었습니다. 한국에서도 충분히 얻을 수 있는 삶의 교훈이었지만 너무 익숙한 풍경에서 정해진 길을 갔기 때문에 몸으로 겪으면서 배우기 어려웠던 것입니다.

두려움을 가질 필요가 없습니다. 실패와 어려움에 대해서 두려운 마음을 가질 필요가 없습니다. 이것이 제가 미국 생활을 통해 배운 교훈이었습니다. 지금까지의 인생이 얼마나 성공적이었는지와는 별개로 누구나 언젠가는 실패와 좌절을 맞이할 수밖에 없습니다. 크고 작은 실패는 항상 있을 것이고 좌절은 언제나 쓰디쓴 맛일 겁니다. 저는 도미渡美 후 3년간 환자를 보지 못했고, 전문의가 되어서 자리를 잡아가는 동기들을 보면서 나름의 힘든 시간을 보냈습니다. 하지만 그런 쓰라린 시간이 없었으면 어쩌면 부질없는 욕심들을 내려놓지 못해 아직도 힘들게 내 것이 아닌 삶을 살고 있을지도 모를 일입니다. 지금 당장은 아무 대책도 없고 모든 것이 실패와 좌절처럼 느껴질지라도, 인생의 큰 그림에서 보면 실패와 좌절마저도 소중한 경험이 됩니다. 그런 과정을 통해 자신을 더 알아가고 진정한 인생을 살아가게 되는 것이라고 생각합니다.

COVID-19 팬데믹 중에도 꽃이 피고 봄이 왔듯이 여러분의 인생도 그런 좌절과 실패를 딛고 온전하게 그리고 아름답게 계속될 것입니다.

2020년 5월 인디애나에서

박찬왕

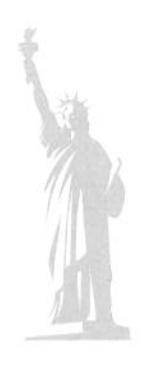

목차

004 지은이 소개

008 Prologue. 쓰라린 시간을 통해 진정한 자신으로_박찬왕

1부. 미국 진출을 위한 기초 정보

016 1장. 미국의사면허 취득 절차_조도연

024 2장. 취득 가능한 비자의 종류_강현석

040 3장. 매치의 이해와 수련 병원의 선택_박찬왕

057 4장. 매치 QnA_전혜영

067 5장. 인터뷰 준비와 주의 사항_전혜영, 조도연

083 6장. 초기 정착 과정에서 필요한 소소한 정보_강현석

2부. 레지던트 시절과 전문의 취득 이후

100 7장. 미국 레지던트 수련 시스템_전혜영

106 8장. 레지던트 생활의 실상(1)_조도연

120 9장. 레지던트 생활의 실상(2)_전혜영

131 10장. 해야 하나 말아야 하나, 펠로_강현석

148 11장. 아카데미아 안에서 살아남기_강현석, 조도연

162 12장. 아카데미아 밖에서 살아남기_박찬왕

3부. 의사이기 이전에 사람

182 13장. 영주권과 시민권 취득_조도연

194 14장. 연애와 결혼, 그리고 부모님_강현석

209 15장. 한국과는 다른 미국 생활_박찬왕

223 16장. 미국은 인종차별의 나라?_박찬왕, 조도연

236 17장. 경계인과 외로움, 그리고 워라밸_박찬왕, 전혜영

243 18장. 그때 그랬더라면 어땠을까?_박찬왕

261 Epilogue. 자신의 삶을 살아갈 용기_조도연

일러두기

1. 주석(•)은 각주 처리했습니다.
2. 책의 제목은 《 》로 표시하고 영화, 드라마, 음악 등의 제목은 〈 〉로 표시했습니다.
3. 정확한 의미 전달을 위해 필요한 경우 영어나 한자를 병기했습니다.
4. 흔히 쓰이는 보건의료 분야의 용어들 일부에서는 띄어쓰기 원칙을 엄격하게 적용하지 않았습니다.
5. 이 책의 특성상 우리말로 바꾸기 적당하지 않거나, 옮길 수 있어도 현지에서 주로 사용하는 단어는 영문 그대로 표기했습니다.

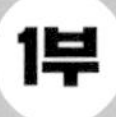

미국 진출을 위한 기초 정보

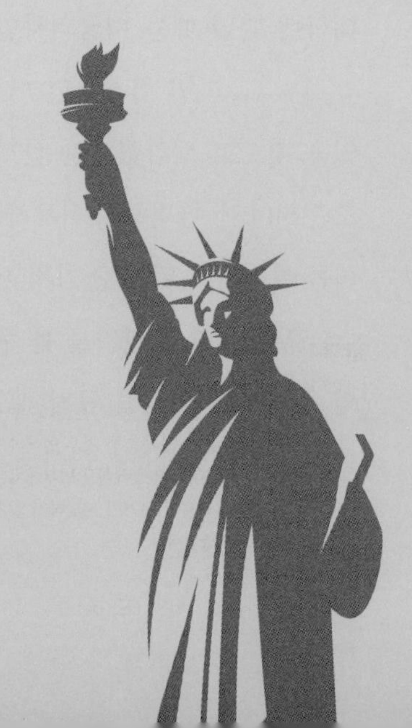

1장.
미국의사면허 취득 절차

조도연

미국에서 의사 되기

한국 선생님들은 나에게 종종 "USMLE 시험만 합격하면 미국에서 개원하거나 환자를 볼 수 있는가?" 하고 질문한다. 나도 의과대학에 다닐 때는 미국의사면허시험인 USMLE United States Medical Licensing Examination만 합격하면 미국의사면허를 받아서 환자를 볼 수 있을 것으로 생각했지만 실제로는 전혀 그렇지 않다. USMLE의 모든 Step에 합격하여 취득하는 'ECFMG certificate'는 주의사면허를 취득하기 위한 한 가지 서류 절차에 불과하다.

USMLE만으로 환자를 볼 수 없는 이유는 무엇일까? 바로 미국의 주의사면허 관련 규정 때문이다. 미국에서 의사로 활동하기 위해서는 기본적으로 미국에서 수련을 받아야 한다. 주마다 규정이 조금씩 다르지만, 일반적으로 외국 의사는 최소 3년간 ACGME Accreditation Council for Graduate Medical Education, 미국전공의수련위원회가 정한 병원에서 레지던트(전공의) 또는 펠로(전임의) 수련을 받아야 주의사면허 State medical license를 취득할 수 있다. 내가 속한 캘리포니아주는 한때 외국에서 의과대학을 졸업한 이들을 아주 까다롭게 심사했다. 나의 심사 때는 내가 나온 한국 의대에 서면으로 직접 확인 요청도 한 것으로 알고 있다. 다행히 2020년 1월부터 주의사면허 요건이 변경되면서 외국 의사들에 대한 까다로운 심사가 다른 주 수준으로 완화되었다.

이처럼 미국에서는 의사면허를 한국처럼 국가에서 관리하지 않고 주에서 관리한다. 주마다 규정도 조금씩 다르며 본인이 일하고자 하는 주에 의사면허를 신청해서 받아야 한다. 만약 의사로 일하다가 다른 주로 자리를 옮기게 되면 그 주에서 다시 의사면허를 받아야 하는 번거로움이 있다. 물론 이는 의사뿐만 아니라 간호사를 포함한 모든 의료인도 마찬가지다. 주에서 의료인 면허를 관리하는 곳이 주의학위원회 State Medical Board이며, 미국에는 약 70곳의 주의학위원회가 있다.*

그런데 미국에서는 어떻게 국가가 아닌 주에서 면허를 관리하게 됐을까? 그 시작은 1791년으로 거슬러 올라간다. 미국 수정헌

* 주의학위원회 리스트는 FSMB 홈페이지(https://www.fsmb.org/step-3/state-licensure)에서 확인할 수 있다.

법 제10조에는 '헌법에 따라 미국 연방에 위임되었거나, 각 주에 금지된 권한 이외의 모든 권한은 각 주나 국민이 보유한다'고 명시되어 있다. 연방정부에 과도한 권한이 몰리는 것을 막기 위해 미국은 일찌감치 많은 권한을 주정부에 부여했는데 그중 하나가 의료인을 관리하는 권한이다. 의료인을 관리하기 위한 주의학위원회는 남북전쟁 직후인 1859년부터 만들어져 이때부터 연방정부가 아닌 주에서 의료인을 관리하게 됐다.

현재 주마다 최소 1곳의 주의학위원회가 있고, 14개 주에는 MD Medical Doctor와 DO Doctors of Osteopathic medicine를 구별하여 개별적인 DO 주의학위원회 DO State Medical Board가 있으며, 50개 주 이외에도 미국령 괌, 미국령 사모아, 푸에르토리코, 미국령 버진아일랜드, 북마리아나제도 등을 포함하여 총 70여 곳의 주의학위원회가 있다. 다시 말하자면 미국에서 환자를 보기 위해서는 이 중 최소한 1곳의 주의학위원회에서 발급한 의사면허를 가지고 있어야 한다. 의사면허를 받고 DEA Drug Enforcement Agency, 마약단속국에서 마약을 처방할 수 있는 권한을 부여받으면 자유로운 약 처방이 가능해진다.

주의사면허 취득 방법

외국에서 의과대학을 나온 이들이 미국에서 주의사면허를 취득하는 방법은 미국 주정부의료위원회연맹 Federation of State Medical Boards,

FSMB 사이트에 쉽게 정리되어 있다.* 이 정보를 간단하게 정리하면 5단계로 나눌 수 있다.

첫 번째 단계는 많은 이들이 알다시피 USMLE Step 1, 2(CK, CS)와 영어 시험을 통과한 후 ECFMG certificate를 받는 것이다. 본인이 원하는 미국 병원의 레지던트 수련 프로그램에 매치되기 위해선 최대한 좋은 점수를 받는 것이 좋다.

두 번째 단계는 (시간과 경제적인 여유가 있다면) 미국 병원에서 학생실습Clinical observership을 하는 방법이다. 이는 필수는 아닌 선택적인 방법으로 나 역시 1998년에 예일대학교 영상의학과와 심장내과에서 학생실습을 돈 적이 있다. 하지만 실습 직후에 레지던트 지원을 하지 않아 큰 도움은 되지 않았다. 따라서 미국 병원에서 실습을 하고자 한다면 레지던트 지원 직전에 실습을 도는 것을 권한다. 미국 속담 'Out of Sight, Out of Mind'처럼 시간이 지나면 추천서LOR; Letter of Recommendation의 효력도 떨어지므로 바로 레지던트에 지원하지 않는다면 학생실습이 크게 도움이 되지 않기 때문이다. 일반적으로 레지던트 지원 시 6개월 이내에 받은 추천서를 제출하므로 최근에 작성한 추천서(최대 1년 이내)를 제출하도록 하자. 명심해둘 점은 학생실습에 최선을 다해야 한다는 점이다. 다른 나라, 특히 인도나 파키스탄에서 온 학생들은 아주 적극적

* http://www.fsmb.org/siteassets/usmle-step3/pdfs/pathway-to-licensure.pdf.

으로 실습을 돈다. 나는 앞서 말했듯이 IMF 직후, 1 USD가 1,800원이었던 1998년에 예일대학교에서 영상의학과 실습을 돌았다. 그런데 나중에 알았지만 같이 실습을 돌았던 파키스탄 의대에서 온 어떤 학생은 담당 교수를 찾아가 연구 과제를 달라고 따로 요청했다고 한다. 그리고 밤마다 실습이 끝나면 기숙사 방에서 혼자 환자 차트를 검토했고 그 짧은 2주 동안 논문을 썼다. 그런 정도의 열정이 있어야 한다. 뒷짐 지고 소극적으로 실습을 돌면 좋은 인상을 남기기 쉽지 않다. 깊은 인상을 남겨야 강력한 추천서를 받을 수 있고 인터뷰에 초청받을 수 있다. (여담이지만 그 학생은 결국 원하는 프로그램에 매치되었다고 한다.)

세 번째 단계는 앞서 말한 수련평가기구인 ACGME에서 승인받은 레지던트 및 펠로 과정에 매치되어서 최소 3년 이상 수련을 받는 것이다.* 간혹 반드시 레지던트 과정만을 해야 하는 것으로 착각할 수 있으나 ACGME에서 승인받은 펠로 과정(3년 이상)을 해도 된다. 즉 미국에서 내과나 소아청소년과 분야의 전문가가 되기 위해서는 일반적으로 레지던트 3년, 펠로 3년 과정을 밟아야 한다. 그러므로 한국의 내과나 소아청소년과 레지던트 과정을 마친 의사들은 미국 대학병원에 있는 특수 펠로 과정에 지원할 수 있고, 합격하면 3년 펠로 과정을 밟은 후 주의사면허를 신청할 수

* https://www.ama-assn.org/education/international-medical-education/residency-program-requirements-international-medical.

있다. 펠로 과정에 지원하기 위해서는 레지던트 지원과 마찬가지로 원하는 펠로 과정에 지원하여 (세부 분야마다 지원 방식은 다른 것으로 알고 있다) 인터뷰를 받아야 한다. 지원하고자 하는 분야에 좋은 네트워크나 연줄이 있으면 인터뷰에 초청받기가 더 쉬워진다.

네 번째 단계는 레지던트 및 펠로 합격 후 합당한 비자를 받는 것이다. 이 부분에 대해서는 뒤에서 상세히 설명하겠다.

마지막 단계는 레지던트 수련을 받으면서, 또는 수련을 마치고 나서 주의사면허를 신청하여 발급받는 것이다. 내가 수련을 받은 캘리포니아주에서는 면허를 반드시 '정식면허full license'로 발급받아야 수련을 마칠 수 있었다. 그러나 이 조항은 2020년 1월 1일부터 변경이 되면서 반드시 정식면허가 아니어도 캘리포니아에서 수련을 마칠 수 있게 되었다. 수련 기간에는 임시수련면허Post-graduate training license를 받아서 일할 수 있으며, 어디에서 의과대학을 졸업했는지에 관계 없이 정식면허까지 최소 3년의 수련을 받아야 한다. 정식면허를 받기 위해서는 3년의 수련 과정 후 다시 최소 2년간 동일한 수련 프로그램에서 수련을 받아야 하며, USMLE Step 3를 합격해야 한다.

주의사면허를 받지 못하는 결격사유가 있으면 레지던트 수련을 마칠 수 없고 중도에 수련을 그만두어야 한다. 결격사유로 드는 주요 규정을 살펴보면 다음과 같다.

1) 허위로 의사면허를 신청했을 때

2) 의사면허시험을 보는 과정에서 부정행위를 했을 때

3) 환자-의사 간 비밀유지를 위반했을 때

4) 허위로 전문의 자격을 명시했을 때

5) 허위로 처방전을 작성했을 때

6) 법으로 명시된 환자동의서를 받지 않았을 때

7) 주의사면허 없이 다른 주에서 의료행위를 시행했을 때

8) 약물, 향정신성 의약품, 알코올 등에 중독됐을 때

9) 명시된 감염 관리를 제대로 하지 않았을 때

10) 허위로 의료비 상환을 신청했을 때

11) 와해적인 행동으로 환자-의사 관계를 해쳤을 때

이 중에서 한국 의사로서 특히 조심해야 할 것이 바로 5번이다. 전 국민 의료보험을 시행하고 있지 않은 미국에는 아파도 의료보험이 없어서 병원에 가지 못하는 사람들이 많다. 이런 이유로 한국 의사들은 간혹 지역사회 지인들로부터 처방전을 요청받게 되는데, 주마다 규정이 달라서 각 주의 규정을 잘 살펴봐야 한다. 만일 환자가 진료실에 오지 못할 때는 우선 전화나 비디오로 원격진료를 하고 처방하는 것이 원칙이다. 환자를 직접 보지 못할 때는 환자의 약물 부작용 및 알레르기, 기저 질환에 대해 정확하게 알고 있어야 혹시 있을 수 있는 의료사고를 예방할 수 있다. 그리고 가능하면 환자의 차트에 처방했다는 내용을 기록해둬야 한다.

주의사면허를 처음 발급받으면 벽에 걸어놓을 수 있는 A4 용

지 크기의 증명서와 함께 지갑에 넣고 다닐 수 있는 명함 크기의 면허증을 발부해준다. 갱신할 때는 이 명함 크기의 면허증만 새로 발급된다. 면허증은 항상 지갑에 넣고 다니면서 누군가 의사 면허증 확인을 요구할 때 보여주거나 제출할 수 있다. 발급받은 의사면허는 주기적으로 비용을 내고 갱신해야 한다. 갱신 비용은 1년에 평균 400달러 정도로 캘리포니아주에서는 2년마다, 앨라배마주에서는 매년 의사면허를 갱신해야 한다. 그러나 그사이에 만약 불미스러운 일이 있으면 주의학위원회에서 의사면허를 취소할 수 있으며, 그 내용은 위원회 홈페이지에 올라가 모든 사람에게 공유된다. 특이한 점은 캘리포니아주에서는 음주 운전은 물론, 환자와 결혼하는 것도 의사면허 취소 사유에 들어갈 수 있다는 점이다.

그 이후에도 전문의 자격을 취득할 때, 새로운 학회에 등록할 때, 직장을 잡을 때, 다른 주로 이사하여 새로운 의사면허를 신청할 때 등 여러 가지 이유로 한국 의과대학에 각종 서류를 요구하게 된다. 이럴 때는 한국 의과대학 행정실에서 절차가 늦어지면 제때 일 처리를 하기가 어려워진다. 따라서 한국에 있을 때 자신의 의과대학, 특히 행정실과 되도록 좋은 관계를 유지하는 것이 많은 도움이 된다.

2장.
취득 가능한 비자의 종류

강현석

미국 비자 개관

외국인이 미국에 입국하기 위해서는 미국 정부에 허가를 받아야 한다. 비자는 미국을 방문하려는 외국인을 대상으로 미국 정부에서 발급하는 서류로, 입국을 허가해도 괜찮은지 심사를 통해서 가린 다음 대사관을 통해 발급한다. 대한민국 국민은 관광이나 단기 방문을 목적으로 미국에 올 때 비자면제 프로그램을 이용할 수 있다. 이때 체류 기간은 최장 90일까지이며, 원칙적으로 입국 후 체류 자격 변경은 불가능하다.

미국 비자는 크게 '이민 비자'와 '비이민 비자'로 구분된다. 이민 비자는 미국에 영주할 목적으로 입국하는 사람들을 대상으로 하며, 입국 후 흔히 그린카드Green card라고도 불리는 영주권을 발급받는 것을 전제로 한다. 비이민 비자는 미국에 잠시 방문하는 외국인이 발급 대상이다. 원칙적으로 미국에 영구 거주할 의도를 가진 사람은 비이민 비자로 미국에 입국할 수 없다. 그렇지만 비이민 비자 중에서도 나중에 영주권을 신청할 가능성을 열어놓는 이민 의도dual intent 비자라는 게 있다. 흔히 전문직 취업 비자로 알려진 H-1B 비자가 그 대표적인 예인데, H-1B 비자로 미국에서 경제 활동을 하면 나중에 영주권을 신청할 때 아무런 제약이 없다. 하지만 관광 비자로 불리는 B-1 또는 B-2 비자나, 방문연수 비자인 J-1 비자는 입국 시 이민 의도를 밝히면 입국이 거부될 수 있다.

비자와 체류 자격status은 쉽게 혼동될 수 있지만 구분이 필요하다. 비자가 미국 입국을 위해 필요한 서류라면 체류 자격은 입국 시 부여되는 자격으로, 미국 내에서 가능한 활동의 범위를 규정하게 된다. 흔히 불법 체류자로 불리는 서류 미비자들 간에도 체류 자격이 다를 수 있는데, 비자 없이 미국으로 밀입국한 경우undocumented status와 입국 당시에는 법적인 체류 자격을 부여받았으나 허가된 체류 기간을 넘겨서 체류 자격이 말소된 경우expired status는 법률적으로 약간의 차이가 있다. 미국에서 수련받기 위해서는 미국에서 취업 활동이 가능한 체류 자격을 획득해야 한다. 시민권자와 영주권자는 제한 없는 취업 활동을 할 수 있으며, 미국 밖에서 경제 활동을 하더라도 원칙적으로 미국 정부에 세금을 내야 할 의무가 있다.

미국은 속지주의와 속인주의를 동시에 채택하고 있는 국가다. 다른 대부분의 나라처럼 부모 중 한 사람이 미국 시민이면 자녀들에게도 미국 시민권이 자동으로 부여되기도 하지만, 독특하게 미국 영토에서 태어나는 아이들에게도 미국 시민권을 부여한다. 영주권은 외국 국적을 보유한 채 미국에서 거주할 수 있는 자격을 말한다. 대부분의 권리와 의무는 시민권자와 동일하지만 투표를 할 수 없고 법정에서 배심원으로 설 수 없다. 그리고 엄연히 외국인 신분인 만큼 범죄를 저질러 형벌을 받으면 미국에서 추방될 수 있다. 영주권을 5년 이상(결혼 영주권은 3년 이상) 유지하고 공적 부조를 받지 않은 상태면 귀화를 신청할 수 있다. 귀화를 신청하면 미국 이민국USCIS은 신청자의 과거 기록과 경력을 심사하고 귀화 시험(미국 역사 및 정치 체계 관련)을 치른 후 시민권 선서를 할 수 있게 해준다.

시민권이나 영주권이 없는 토종 한국인은 비자를 통해 입국해야 한다. 비이민 취업 비자는 고용주가 이민국에 청원서petition를 제출하여 승인을 받아야 대사관에 신청할 수 있다. 스폰서가 필수적이므로 이 비자는 고용주로부터 '공식 취업 승인서Official Job Offer Letter'를 받은 후에야 승인이 가능하다. 고용주가 청원서를 승인받기 위해서는 미국 내에서 구인하기 위해 노력했지만 적합한 인물을 찾을 수 없었다는 사실을 증명해야 하며, 그렇기 때문에 외국인이지만 최소한 미국 시장에서 형성된 연봉 이상을 제공할 것이라는 점을 분명히 해야 한다. 이민국으로서는 취업 비자가 해

외에서 값싼 인력을 데려와 미국인 노동자들의 일자리를 빼앗는 용도로 사용되길 원치 않는 것이다. 실제로 정보통신 분야에서 취업 비자가 이런 방식으로 악용된 전력이 있어서 이민국 심사 과정은 점점 더 까다로워지는 추세다.

전문직을 위한 취업 비자인 H-1B는 연간 발급량이 정해져 있어서 쿼터가 소진되면 그 해에는 이 비자를 더 발급받을 수 없다. 경쟁률이 높아서 쿼터가 열리면 짧은 시간 동안 그 이상의 신청자가 몰리고, 결국 추첨을 통해 선택된 일부 신청자에게만 비자 심사를 받을 기회가 열린다. 그러나 비영리 기관은 H-1B 발급량의 제한을 받지 않으며, 대부분의 병원이나 학교는 비영리 기관이므로 레지던트 수련을 목적으로 H-1B를 받고자 할 때 쿼터 걱정은 하지 않아도 된다. 드물게 영리 병원에선 쿼터 제한을 받기도 하지만 실질적으로 이런 병원에서 취업 비자를 후원해줄 가능성은 매우 낮다.

비이민 비자 중에 교환 방문을 주목적으로 하는 J-1 비자로도 목적에 부합하는 경제 활동을 할 수 있다. 이 비자 역시 고용주나 다른 기관의 후원을 받아야 하지만, 후원하는 기관에서 자격 및 임금에 관한 까다로운 조건을 맞추지 않아도 되기 때문에 H-1B 비자보다 부담이 적다. 특히 레지던트는 모든 J-1 비자를 비영리 기관인 ECFMG에서 후원받기 때문에 병원의 부담이 H-1B보다 훨씬 덜하다. 하지만 J-1 비자의 주요 목적이 교환 방문인 만큼, 체류 기간이 끝나면 본국으로 돌아가서 최소한 2년 이상의 시간을 보내야 하는 의무귀국조항이 있다. 미국에서 받은 교육의 혜택을 본국에 돌려줘야 한다는 취지에서다. ECFMG 후원 외의 다른 J-1 비자는 웨이버Waiver라고 해서 그 의무를 면제받을 다양한 방법이 존재하지만, 레지던트가 받는 J-1 비자는 의무귀국조항이 상당히 까다로워서 면제받기 어렵다.

인터뷰나 옵서버, 리서치 목적을 위한 짧은 방문은 비자면제 프로그램을 통해서도 가능하지만, 리서치를 장기적으로 하고 싶다면 고용주로부터 J-1 비자나 H-1B 비자를 후원받아야 한다. 리서치 목적으로 발급받는 J-1의 경우, 한국 정부로부터 '귀국이 꼭 필요하지 않습니다'라고 증명하는 문서No Objection Letter를 받으면 의무귀국조항을 비교적 쉽게 면제받을 수 있다. 하지만 이때도 미리 고용주의 승인을 받아야 수속을 시작할 수 있다.

인터뷰나 여행을 위해 비자면제 프로그램을 이용하려면 유효한 전자여권을 가지고 있어야 한다. 원칙적으로 6개월 이상 유효한 여권을 가지고 있어야 하지만, 현재 대한민국은 이 규정의 예외를 적용받는 국가로 지정되어 있어 여행 기간 동안 유효한 여권만 가지고 있어도 무방하다. 이를 위해서는 여행 전에 온라인으로 몇 가지 질문에 답하고 전자여행허가ESTA를 받아야 하는데, 처벌 여부와 관계없이 체포된 적이 있거나, 범죄 기록이 있거나, 특정한 전염성 질병이 있거나, 미국에서 입국 허가 거절이나 추방당했던 이력이 있거나, 정해진 기간을 초과하여 체류한 적이 있으면 비자면제 프로그램을 이용할 수 없고 반드시 비자를 발급

받아야 한다.

모든 미국 비자는 미국 밖에 있는 대사관에서만 발급받을 수 있고, 대부분은 파견 나온 미국 영사와 인터뷰를 해야 한다. 인터뷰하고 승인을 받으면 여권에 비자 스탬프를 붙여 배송해준다. 이때 기억해야 할 점은 비자가 있다고 해서 미국 입국이 보장되지는 않는다는 것이다. 입국심사관은 미국에 입국하려는 자가 비자 목적에 부합하는 사유로 들어오는 것인지를 확인한다. 만약에 그때 비자에 맞지 않는 목적을 얘기하거나, 심사관의 의심을 사게 되면 정밀 심사를 거쳐 최악에는 입국이 거부될 수 있다.

보건학 석사MPH나 박사PhD 과정으로 미국에 건너갈 때는 입학할 학교로부터 받은 입학허가서Acceptance Letter와 I-20이라는 서류를 제출해야 학생 비자인 F-1을 받을 수 있다. 학생 비자는 학교 내에서의 제한된 경제 활동만 가능해서 학위가 끝나고 수련을 시작할 때는 비자를 전환해야 한다. 참고로 학생 비자를 발급받게 되면 OPT(졸업 후 연장취업실습)라고 하는 옵션을 사용할 수 있어서 취업 비자 없이 임시노동허가를 받아 최대 1년까지 합법적인 체류 신분으로 경제 활동을 할 수 있다.

비자를 받으려고 할 때 특별히 주의해야 할 점이 있다. 비자거절 기록이 남지 않도록 처음부터 꼼꼼하고 철저하게 준비해야 한다는 것이다. 비자거절 기록이 남으면 전자여행허가를 받을 수 없고 나중에 다시 비자를 신청할 때 불리하게 작용할 수도 있다. 여행사 등에 대행을 맡긴다 해도 본인이 직접 서류를 확인하고 챙겨야 본의 아니게 피해를 보는 상황을 예방할 수 있다.

	비자(visa)	체류 자격(status)
의미	미국 입국을 위해 필요한 허가증	미국에 머무를 수 있는 법적 지위
발급 기관	미국 대사관	미국 국무부
특징	· 체류 자격을 허가받은 후에 대사관에서 신청 가능 · 미국 내에서는 발급 불가 · 체류 자격 변경 후에는 새로 발급받아야 함	· 미국 내 머무는 경우 체류 자격 변경(adjustment of status) 가능

비자와 체류 자격의 비교

레지던트 과정을 위한 비자 옵션

미국에서 태어나 시민권을 가지고 있거나, 가족을 통해 영주권을 갖게 되었거나, 이전의 경력을 통해 이미 영주권을 취득했다면 미국에서 레지던트 과정을 밟는 데 아무런 문제가 없다. 하지만 한국에서 바로 건너가려고 하는 대한민국 국민인 의사로서 미국에서 수련받기 위해서는 비자가 필요하다. 임상의학 수련 과정에 속한 의사는 피교육자라는 신분과 근로자라는 신분을 동시에 가진 특수성으로 인해 일반적인 취업 경로와 다소 구분된다.

피교육자 신분을 강조하게 되면 문화 교류를 주목적으로 하는 J-1 비자를 받을 자격이 된다. 앞서 언급한 대로 의학 수련을 위한 J-1 비자는 모두 비영리 기관인 ECFMG의 후원을 받는다. 대개 1년에 한 번씩 갱신해야 하지만 때에 따라 더 긴 유효기간을 승인받을 수도 있다. J-1 비자는 수련 기관에서 직접 후원해야 한다는 부담이 없어서 수련 기관들이 선호하는 비자이기도 하고, 조건이 까다롭지 않아 발급받는 과정에서 큰 문제가 발생할 소지가 적다는 장점이 있다. 최장 7년까지 연장할 수도 있어서 전문의 과정 이후에 펠로 과정까지 밟게 되더라도 체류 신분에 문제가 생길 가능성이 적다. 게다가 J-1 비자를 소지한 사람의 배우자는 J-2 비자를 받을 수 있는데, J-2 비자는 노동허가증work permit을 받을 수 있어서 미국 내에서 합법적으로 일할 수 있다. 하지만 앞서 말했듯 J-1 비자가 만료된 후에는 출신 국가에서 2년 동안 체류해야 한다는 제약 조건이 따르는 단점이 있다.

근로자 신분을 강조하게 되면 취업 비자로도 불리는 H-1B 비자를 받을 자격이 된다. 의학 수련을 위해 H-1B 비자를 받으려면 USMLE를 Step 1에서 3까지 모두 통과해야 하며, 미국인 중에서 자격 요건을 충족시킬 만한 대체 인력이 없다는 노동허가Labor certificate를 이민국으로부터 받아야 한다. H-1B 비자는 수련 기관에서 직접 후원해야 하는데 수속비와 변호사 비용에 대한 부담으로 그다지 선호되지 않는다. 1년마다 갱신해야 하는 경우도 있지만 전체 수련 기간에 유효한 비자를 받을 수 있는 경우도 많다. 이 H-1B 비자는 비이민 비자이긴 해도 이민 의도를 허가하기 때문에 이 비자를 가지고 영주권을 신청해도 문제가 되지 않는다. 최장 6년까지 갱신 가능하며, 6년이 경과한 시점까지 영주권을 받지 못하면 다시 취업 비자를 받기까지 최소 1년 이상을 미국 밖에서 체류해야 한다. 그 기간에 방문 비자나 비자면제 프로그램으로 미국을 방문하는 것은 허용된다. 앞서 말했듯 대부분의 병원은 비영리 기관이므로 쿼터 제한을 받지 않지만, 일부 영리 병원은 쿼터 제한을 받기 때문에 이 비자를 받는 데 제약이 있을 수 있다. 동반 가족은 H-4 비자를 받을 수 있고 현재는 노동허가를 받을 수 있는 신분이지만 미국 정부가 이 결정을 뒤집으려는 움직임을 보이고 있어서 향후 귀추가 주목된다.

J-1 비자든 H-1B 비자든 수련을 받기 위해 비자가 필요한 신분일 때는 미국 내에 이미 합법적인 체류 신분을 가지고 있는 영주권자나 시민권자에 비하면 프로그램에 매치되는 데 불리한 조건임은 분명하다. 많은 기관에서 비자가 필요한 지원자는 아예 고려하지도 않는다. 수련을 위해 연방정부의 연구비 지원을 받는 프로그램은 애당초 시민권자나 영주권자가 아니면 수련 자격 자체가 없을 수도 있다. 이러한 불리함을 극복하기 위해서 처음부터 영주권을 받고 수련 프로그램에 들어가는 방법을 고려해볼 수 있다. 영주권을 받는 경로는 여러 가지가 있지만 일반적으로 EB-1, EB-2 NIW 비자가 많이 사용된다.

먼저 흔히 취업이민 1순위 비자라고도 불리는 EB-1 비자는 능력 있는 외국인을 미국으로 유인하기 위한 영주권 경로다. 예를 들어 학계에서 독보적인 능력을 인정받았거나 노벨상, 올림픽 금메달과 같은 국제적인 수상 경력이 있는 경우, 또는 미국에 기반을 둔 다국적 기업에서 간부급 이상의 경력을 가지고 있는 경우 등이 고려 대상이 된다. 의사는 학계에서 독보적인 능력을 인정받았을 때나 국제적으로 인정되는 학술 수상 경력, 출판 경력, 심사위원 경력, 국제적인 학회의 리더로 일한 경력 등이 있을 때 인정받는다. EB-1 비자는 연간 쿼터 제한은 있지만 소진되는 일이 드물어서 승인받게 되면 거의 즉각적으로 영주권을 받을 수 있다.

2순위 이민 비자로도 불리는 EB-2 NIW는 원래 취업을 위한 영주권 경로다. EB-2 비자는 일반적으로 노동허가를 받아야 진행이 가능하며, 이를 위해서는 해당 업체에서 '채용을 위해 전국적으로 광고했음에도 불구하고 자격이 있는 내국인을 찾을 수 없었다'는 증명과 내국인이 일반적으로 받는 임금 이상을 제공할 거라는 고용주의 약속이 필요하다. NIW의 의미인 '국익에 준한 면제National Interest Waiver'란 미국의 국익에 도움이 되므로 이러한 노동허가 과정을 생략해도 된다는 승인이다. 지원자가 하려는 일이 미국 내에서 중요한 역할을 하고, 지원자가 그 일을 할 만한 자격 조건을 충족하며, 노동허가를 면제하는 것이 미국의 국익에 도움이 될 때에 고려된다. EB-2 비자 역시 연간 쿼터 제한을 받지만 적체가 심하지 않기 때문에 비교적 신속하게 영주권을 받을 수 있다.

우리나라 의사들이 EB-1이나 EB-2 NIW를 받기 위해서는 해외 저명 저널에 실린 논문 실적과 그 논문들이 얼마나 인용되었는지가 중요하다. 또 학계의 저명한 인사들로부터 본인 업적의 중요성과 가능성에 대한 추천서를 적게는 3장부터 많게는 6장 이상 받아야 한다. 추천인이 지원자와 개인적인 친분이 없으면 승인에 더 유리한 경향이 있다.

만약 J-1 비자를 받고 수련을 시작하게 되면 어떨까? 수련 과정이 모두 끝난 이후에도 미국에 계속 체류하기 위해서는 J-1 웨이버 과정을 거쳐야 한다. 임상 수련이 아닌 다른 목적(교육, 인턴십, 연구 등)의 J-1 비자는 본국에서 귀국할 필요가 없다는 서신을 받으면 비교적 쉽게 웨이버를 받을 수 있지만, 임상 수련을 위한 J-1 비자의 웨이버 요건은 상대적으로 까다롭다. 시민권자 또는 영주권자인 배우자나 자녀가 심한 어려움에 처했을 경우 하드십 웨이버Hardship Waiver를 받을 수 있지만, 충족 요건이 상당히 엄격해서 쉽게 사용할 수 있는 방법은 아니다. 일반적으로 웨이버를 받는 경로는 미국 보훈병원VA, 애팔래치아 개발청ARC, 미국 보건복지부HHS 같은 정부 기관에 고용되거나, 콘래드 30Conrad State 30 Waiver Program이라고 부르는 주별 웨이버 프로그램을 통하는 것이다. 미국은 50개 주별로 1년에 30명씩 J-1 웨이버 의사의 고용을 허가할 수 있는데, 각 주의 사정에 따라 다르지만 대부분 이 쿼터는 일차진료의(일반내과, 소아청소년과, 가정의학과, 산부인과)에게 배당된다. 이곳에서 3년 동안 의무 복무를 하는 동안에는 H-1B 비자로 미국에 체류하게 된다. 의무 복무 기간이 끝나면 영주권이나 취업비자를 신청할 자격이 생기므로 영주권을 후원해줄 고용주를 찾아서 일반적인 취업 영주권 취득 과정을 밟을 수 있다. 취업 영주권 청원이 받아들여지기 전까지는 H-1B 비자를 유지해야 한다. 청원이 이민국에서 심사 계류 중이라면 H-1B 비자의 6년 제한 기간 이후에도 계속 H-1B를 연장할 수 있다.

H-1B 비자로 수련을 시작했을 때 6년 이내에 영주권을 취득하지 못하면 미국에 계속 체류할 수 없다. 원칙적으로 수련이 끝난 다음에는 고용주 후원 영주권을 신청할 수 있지만, 6년이라는 시간을 모두 수련에 사용하게 되면 새로운 고용주를 찾아서 H-1B 비자를 다시 받는 것이 불가능해지므로 이 방안은 현실적이지 못하다. 만약 수련 기간이 5년이거나 더 짧다면 수련 이후 고용주를 찾아 일하면서 고용주 후원 영주권을 받는 것도 충분히 가능하다. 이 때문에 레지던트만 마치고 일하면서 영주권을 해결한 다음 펠로 과정을 지원하는 이들도 있다.

H-1B 비자의 6년 제한이 끝나기 전에 수련을 받고 영주권을 얻으려면 앞에서 언급한 EB-1 또는 EB-2 NIW가 가장 현실적인 방안이 된다. 그러나 수련을 시작하기 전에 이미 많은 연구 경력을 쌓아놓지 않았다면 수련 기간 동안 그만큼의 연구 경력을 쌓기가 부담될 수 있다.

만약 재력이 충분히 뒷받침된다면 투자 이민이라고 부르는 EB-5 비자를 통해 미국 진출과 동시에 영주권을 받는 방법도 고려할 수 있다. EB-5 비자를 발급받기 위해선 180만 달러 이상을 투자해야 하며, 10명 이상을 지속적으로 고용해야 한다는 조건이

붙는다. 일부 실업률이 높은 지역은 특수 투자 지구로 지정되어 90만 달러만 투자해도 영주권을 받을 수도 있다. 그러나 투자 이민을 할 때는 이주공사의 일방적인 장밋빛 설명만 듣고 따르기보다는 투자 위험에 대해 세세하게 분석해봐야 한다. 자칫 이민 사기immigration fraud에 휘말려서 영주권은 받지도 못하고 투자금만 날리게 될 수 있기 때문이다.

일부 외국 의대 졸업생들은 J-1 비자로 미국에 와서 박사 과정 후 연구에 들어가 연구 경력을 쌓고, 이를 바탕으로 영주권을 받은 이후 수련 과정을 밟기도 한다. 시간이 오래 걸린다는 단점이 있지만 영주권자라는 유리한 조건으로 수련 프로그램에 지원할 수 있으며 연구 실적을 통해 유수의 대학병원 프로그램도 노려볼 수 있다는 장점도 있다. 하지만 아무런 경력이 없는 한국 의사가 박사 후 연구 과정에 들어가기란 현실적으로 쉽지 않다.

어떤 비자를 받아야 하나?

어떤 비자가 유리할지는 여러 가지 고려 사항이 있으며, 개별적인 상황에 따라 유불리가 달라질 수 있기 때문에 특정 비자가 더 좋다고 단순하게 선언하기는 어렵다. 또한 본인이 원한다고 해서 항상 그 비자를 받을 수 있는 것도 아니어서 자신이 매치되는 프로그램에서 어떤 비자를 제공하는지가 결과적으로 가장 큰 영향을 준다. 이민 의도를 허용하는 특성 때문에 지원자들은 H-1B 비자를 선호하는 편이다. J-1 비자와 달리 H-1B 비자를 받으려면 USMLE Step 3 통과가 최소 자격 요건이므로 미리 USMLE Step 3에 응시하는 것을 잊지 말자.

외국 의대 졸업생들이 다수 수련한 프로그램에 응시하면, 아예 인터뷰 때 프로그램 코디네이터가 비자와 관련한 각종 정보를 제공해준다. 잘 듣고 이해가 안 되는 부분이 있으면 그때 질문하도록 하자. 주로 미국 졸업생만 수련하는 프로그램의 코디네이터들은 비자 프로세스 자체를 잘 모를 수도 있다. 이런 곳은 외국 졸업생들에게 인터뷰 초청도 잘 안 하는 편이지만, 만약 그런 프로그램에서 인터뷰하게 된다면 따로 이 부분에 대해서 질문하고 어떤 옵션이 가능한지를 분명히 해두는 편이 좋다.

일단 H-1B 비자를 받은 후에는 J-1 비자로 전환하기가 법적으로 불가능하진 않지만 쉽지도 않음을 기억해두자. 이민 의도를 허용하는 취업 비자에서 교환 방문을 위한 비이민 비자로 전환하려는 이유를 설득력 있는 논거를 들어 설명해야 하는데, 이민국을 설득하기가 매우 까다로울 수 있기 때문이다. 수련 병원 역시 H-1B 비자를 가진 레지던트는 펠로 과정에서도 H-1B를 유지할 것으로 가정하므로 J-1 비자만 허용하는 병원에서는 인터뷰 초청 과정에서 걸러낼 가능성도 있다. 내과 수련과 내과 분과 전문의 수련을 염두에 두고 있다면 H-1B 비자로 내과 수련을 마치고 입원전담전문의나 일차진료의Primary Care Physician로 일하면서 고용주의 후원으로 영주권을 취득한 후 펠로 수련을 받는 방법도 고려할 만하다. 이상적으로는 지원하고자 하는 분과 전문의 프로그램이 있는 병원에서 일하면서 연구 경력을 쌓고 추천서를 받는다면 체류 신분도 해결되며 경쟁력 높은 지원자가 될 수 있다.

J-1 비자도 수련 이후에 어떤 형식으로든 웨이버를 받아야 하는데, 웨이버와 동시에 새로운 H-1B 비자를 발급받는 과정을 병행해야 한다. 비자로 미국에 체류하면서 수련을 받고 있다면 취업하려는 시점에 앞서서 다른 미국인 동료들보다 훨씬 먼저 구직 활동을 시작하는 것이 좋다.

만약 비자로 체류하는 동안 미국 시민권자인 배우자를 만나서 결혼하게 된다면 결혼 영주권으로 신분을 변경할 수도 있다. H-1B 비자를 가지고 있으면 큰 문제 없이 전환될 수 있지만, J-1 비자는 이럴 때도 의무귀국조항을 충족하거나 다른 방법으로 웨이버 과정을 거쳐야 영주권을 받을 수 있다.

수련 이후 6년이 지나서 H-1B 비자를 계속 유지할 수 없게 되거나 J-1 비자의 웨이버 요건을 충족시킬 수 없다면 때에 따라 O-1 비자를 고려할 수 있다. 특기자 비자인 O-1 비자는 과학, 예술, 교육, 사업, 체육 등의 분야에서 탁월한 능력을 보유한 외국인의 미국 체류를 허가해주는 비자로, 경제 활동에 제약이 없으며 연장도 제한 없이 가능하다. 하지만 O-1 비자로는 스폰서 기관에서만 일할 수 있으며 기관을 옮기게 되면 새로 비자 신청을 해야 한다는 단점이 있다. 또한 J-1 비자에서 O-1 비자로 넘어갔을 때 J-1 비자 웨이버 과정을 거치지 않으면 추후 영주권이나 다른 비자로 체류 자격을 변경할 수 없다.

결론적으로 취득 비자는 본인과 수련 프로그램의 상황에 따라 상당 부분 좌우되며, 생각보다 선택의 폭이 좁을 가능성이 높다. 각자 정답이 다를 수 있는 만큼 주어진 상황에서 최선의 결정을 내리도록 하자. 아무리 어려운 상황이라고 해도 여러 가지 고려할 요소가 많은 만큼, 쉽게 포기하기보다 필요할 땐 전문가의 도움을 받기를 망설이지 않는 것이 좋다. 장기적으로 미국에서 경력을 쌓고 거주할 의도가 있다면 결정을 내릴 때 이러한 목표를 항상 염두에 두어야 할 것이다. 뜻이 있는 곳에 길이 있다.

	장점	단점
영주권	· 취업이 자유로움 · 5년(결혼 영주권은 3년) 후 시민권 취득 가능	· 발급 조건이 까다로움 · 수속이 오래 걸림 · 신청 후 대기 상태에서는 다른 비자 발급이 어려움
H-1B	· 체류 자격 변경이 자유로움	· 후원하는 프로그램이 많지 않음 · 차후 펠로십 지원 시 선택의 폭이 좁을 수 있음
J-1	· 발급이 용이 · 수련을 위해 7년, 때에 따라서는 더 길게 체류 가능	· 만료 후 2년 본국 거주 규정 (콘래드 30 웨이버만 예외)
O-1	· 안정적인 취업이 가능	· 발급 조건이 까다로움 · 직장을 변경하면 다시 허가를 받아야 함

영주권 및 주요 비자들의 장단점 비교

3장.
매치의 이해와 수련 병원의 선택

박찬왕

매치 시스템의 이해

매치The Match란 무엇인가? 미국에서 레지던트를 하고자 하는 지원자들은 원하는 프로그램에 지원하고 각 프로그램과 인터뷰를 한다. 그 후 지원자들은 선호도 순서로 프로그램 리스트를 작성(이하 랭크 오더)하여 '매치 데이Match Day'라는 정해진 날에 동시에 결과를 받아보는데, 이 과정을 '매치'라고 한다. 프로그램 역시 이 시스템을 통해서 지원자를 모집하고 인터뷰한 후 선호도 순서로 지원자 리스트를 작성해 올리면, 미국 레지던트 매치 프로그램인 NRMPNational Resident Match Program에서 컴퓨터 알고리즘으로 최적의 결과를 도출하여 같은 매치 데이에 결과를 받아볼 수 있게 한다. 사실 대학교 입학도 이렇게까지 하지 않는 미국에서 레지던트 자리에 이런 시스템을 적용해 관리한다는 것이 굉장히 아이러니하게 여겨지지만 과거를 살펴보면 그럴 만한 사정이 있었다.

20세기 초반 미국의 병원들은 인턴을 구하기 위해 서로 경쟁했다. 좋은 의사를 구하기 위해서 경쟁적으로 잡오퍼Job offer를 해야 했고, 그러다 보니 의과대학 3학년 초반에 인턴 자리를 제안받아서 계약하는 일이 비일비재했다. 이런 식으로 인턴을 구하다 보니 병원으로서는 구직자에 대한 충분하지 않은 정보를 가지고 선별해야 하는 부담이 있었고, 누군가 오랜 시간 후에 오퍼를 거절하기라도 하면 차선이 될 수 있는 학생들을 이미 다른 병원이 데려가 버려서 스트레스가 이만저만이 아니었다. 너무 조기에 이뤄지는 인턴 선발을 자제하자고 제안하는 병원들도 있었으나, 공식적인 시스템이 만들어지기 전의 구속력 없는 권유는 큰 힘을 갖지 못했다.

구직자로서는 이런 상황이 나쁘지만은 않았다. 실제로 매치 시스템이 없는 수련 후 구직 시장에서는 수요가 많으면 지금도 여전히 이런 일들이 벌어진다. 레지던트나 펠로 수련이 1년, 심지어 2년 넘게 남은 상황에 계약서에 사인하는 일들을 목격할 수 있다. 의사를 구하기 어려운 지역에서는 사이닝 보너스signing bonus를 줘서 레지던트 생활에 도움이 되도록 경제적 지원을 하기도 했다. 그러나 구직자에게도 이런 상황이 좋은 점만 있는 건 아니었다. 병원 입장에서는 누군가 오퍼를 거절할 경우 빠르게 다음 순번으로 넘어가지 않으면 차선의 지원자까지 잃을 가능성이 크기 때문에 지원자로 하여금 매우 짧은 시간 안에 결정하기를 강요하는 일이 종종 있었다. 예를 들어 지원자가 3순위 정도로 생각하고 있던 병원에서 전화가 걸려와, 지금 즉시 오퍼를 받지 않으면 다음 지원자로 넘어가겠다고 얘기하면 어떨까? 윗순위 병원의 결과를 알지 못하면서도 선뜻 거절하기 어려워진다. 이렇게 지원자에게는 여러 병원을 고려하고 비교해볼 여유도 없이 서둘러 결정해야 하는 부작용이 있었다.

1945년부터 이런 문제점을 개선하기 위해 지역별로 인턴 배정을 주관하는 논의와 시도들이 이루어졌고 1950년 미국의과대학협회AAMC에서 공식적으로 이 시스템을 시험해보기로 했다. 그리고 마침내 1952년, 초기 단계의 매치 시스템을 시작할 수 있었다. 이때의 매치 시스템은 알고리즘이 완벽하지 않았고 지금처럼 안정적인 결과를 빠른 시간 안에 도출하기에 최적화되어 있지 않았다. 이후에 여러 번 알고리즘을 개선하면서 현재의 매치 알고리즘이 만들어졌고 NRMP가 탄생할 수 있었다. 현재는 더 복잡한 알고리즘을 통해서 프릴리미너리와 어드밴스드 프로그램을 동시에 조건부로 매치하거나, 커플 매치Couples Match를 통해 다른 지원자와 함께 가까운 곳으로 매치되는 것이 가능해졌다. 2020년 기준으로 SF 매치SF Match를 이용하는 안과와 성형외과, 자체 매치 프로그램을 운영하는 비뇨기과를 제외하면 나머지 모든 전공에서 NRMP를 통해 매치를 진행한다.

매치 알고리즘은 핵심만 파악하면 알고리즘을 몰라서 랭크를 잘못하는 일은 거의 생기지 않는다. 핵심 내용을 정리하자면, 매치 결과는 지원자의 랭크 오더와 프로그램의 랭크 오더를 독립적으로 다루고 상호 연계해서 다루지 않기 때문에, 지원자는 어떤 경우에도 프로그램의 랭크 오더를 추측해서 자신의 랭크 오더에 반영할 필요가 없다. 다시 말해서 어떤 지원자가 A 프로그램을 B 프로그램보다 선호하지만, A 프로그램에서는 자신을 높게 랭크할 가능성이 희박한 반면 B 프로그램에서 자신을 높게 랭크할 가능성이 크다고 확신하더라도 B 프로그램을 A 프로그램보다 높게 순위에 랭크할 필요가 없다. B 프로그램이 A 프로그램보다 지원자의 리스트에서 랭크가 낮다고 해서 매치될 확률이 달라지는 건 아니기 때문이다. 따라서 지원자가 가고 싶은 순서 그대로 랭크하면 된다. 더 자세한 알고리즘이 궁금한 독자들은 NRMP 홈페이지의 매치 알고리즘 작동 방식을 참고하길 바란다.*

프릴리미너리 프로그램이나 트랜지셔널 이어Transitional Year를 해야 하는 어드밴스드 프로그램(마취과, 신경과, 피부과, 영상의학과 등)의 경우 프라이머리 랭크 오더 리스트Primary Rank Order List와 세컨더리 랭크 오더 리스트Secondary Rank Order List를 따로 작성해서 프라이머리의 매치 결과에 따라 세컨더리를 다르게 설정할 수 있다. 예를 들어 A 도시에 있는 프로그램과 B 도시에 있는 프로그램 중 어디에

* https://www.nrmp.org/matching-algorithm.

프라이머리가 매치되는지에 따라서 세컨더리의 랭크 오더가 달라지게 할 수 있다. 도시뿐만 아니라 이유를 불문하고 연계된 리스트를 작성할 수 있으며, 비슷한 원리로 커플 매치를 시도할 수도 있다. 지원자 A와 지원자 B가 꼭 같은 병원에 가야 하는 것은 아니고 각자 인터뷰한 후 A의 매치 결과에 따라서 B의 랭크 오더를 조건별로 다르게 할 수 있다. 또한 한쪽의 결과에 따라서 다른 쪽을 매치시키지 않는 노매치No Match 옵션도 가능하므로, 랭크 오더만 원칙대로 잘 작성하면 원치 않게 서로 다른 지역으로 매치되는 일은 벌어지지 않는다. 알고리즘으로 커플 매치를 한다고 해서 둘 중 한 명이나 둘 다 매치될 확률이 낮아지는 건 결코 아니다. 다만 IMGInternational Medical Graduate에 혼자 지원해도 매치될 확률이 높지는 않은데, 이건 두 명이 동시에 지원해서 서로가 조건이 맞는 프로그램으로 매치되는 일이 현실적으로 어려울 뿐이지 시스템이 기술적으로 어렵게 만드는 것은 아니다. 커플 매치는 반드시 법적으로 결혼한 부부이거나 이성일 필요는 없다. 프로그램에서는 지원자가 커플 매치 참여자인지는 알 수 있지만 나이, 성별, 종교, 성적 지향, 가족 지위에 대해선 질문할 수 없다.

매치 알고리즘에 관한 이해만큼이나 매치의 결과가 무엇을 의미하는지 이해하는 것도 중요하다. 시스템을 통해서 매치되었을 때 내가 그 결과를 받아들이지 않으면 다른 지원자의 기회를 빼앗게 될 뿐만 아니라 프로그램 입장에서도 다른 지원자를 뽑을 좋은 기회를 놓쳐버릴 수 있어 때로는 심각한 결과를 초래할 수 있다. 이처럼 매치에는 여러 가지 규칙이 있고 이를 위반하게 되면 향후 몇 년간 매치에 참여하는 데 규제를 받을 수 있다. 따라서 랭크 오더는 신중히 생각해서 매치되었을 때 반드시 참여할 프로그램만을 올려야 한다. 만약 개인적인 사정에 의해서 매치 결과를 받아들일 수 없게 되었을 땐 최대한 빨리 프로그램에 통보해야 하고, 이미 계약서에 사인까지 한 상황이라면 계약서가 요구하는 최소 근무 요건을 지킨 뒤 역시 계약서에서 제시하는 기한 이내에 사직을 통보해야 한다.

매치 결과가 마음에 들지 않아서 개별적으로 다른 프로그램에 연락하는 등 개인적인 시도를 하면 강도 높은 처벌을 받을 수 있다. 특히 이런 경우는 다른 프로그램에서 인력을 빼 오는 결과가 되므로 해당 프로그램이 받게 될 처벌이 더욱 강력하다. 다만, 이런 위반 사항이 일괄적으로 처벌받는 것은 아니므로 피치 못할 사정이 생겼을 때는 프로그램과 협의하여 예외적으로 좋게 처리할 수도 있다. 가령 매치가 되고 난 후 신변에 변화가 생기거나 상황이 크게 바뀌어서 결과를 받아들일 수 없게 되면 프로그램 측과 상의하여 처벌 없이 일을 정리할 수 있고, 심지어 도움을 받는 것도 가능하다.

정리하자면 매치는 미국에서 수련받을 수 있는 레지던트 자리를 찾도록 중개하는 시스템으로 지원자와 프로그램 모두에게 랭크 오더에 따른 최선의 결과를 도출해준다. 매치 과정 중에 지원자에게는 상당한 자유가, 프로그램에는 많은 규칙이 부여되지만 결과를 최대한 존중해야 한다는 원칙은 양쪽 모두에게 적용된다. 랭크 오더는 신중하게 정해야 하며, 피치 못할 사정이 생긴 것이 아니라면 결과는 반드시 존중해야 한다.

마지막으로 이야기를 하나 덧붙이자면, 사실 매치 시스템 때문에 미국의 레지던트가 저임금을 벗어나지 못한다는 비판이 있다. 더 좋은 지원자를 구하기 위해서 더 나은 조건을 제시하지 않더라도 매치라는 시스템을 통해 인력을 충족할 수 있기 때문에 프로그램 입장에서는 경제적인 인센티브를 크게 고려하지 않아도 되는 것이다. 이에 대한 법적인 소송도 있었지만 결국 승소하지 못했고, 현재도 매년 매치 시스템을 통해서 레지던시 프로그램과 지원자가 연결되고 있다.

레지던시 프로그램의 선택

여러 병원과 인터뷰를 진행하고 선택해야 할 상황에 처하면 어떤 프로그램이 자신에게 좋을지 고민하게 된다. 이는 주변에 많은 인맥과 정보가 있어도 쉽지 않은 선택인데, 이런 정보 자체에 접근하기 어려운 외국인 지원자에게는 더욱 어렵게 느껴진다. 그러다 보니 이름을 들어본 유명 병원 위주로 선택하거나 각종 언론사에서 제시하는 대학 순위에 의존하는 경우가 많다. 그렇지만 이런 대학 순위, 병원 순위는 대체로 수련의 질이나 레지던트의 삶의 질을 반영하지 않기 때문에 레지던트로서 좋은 프로그램을 가려내는 것과는 거리가 멀다. 더구나 한국 실정과는 다르게 미국에서는 명성 높은 대학이나 병원의 프로그램에서 수련했다고 취업이 더 잘 되거나 높은 연봉을 받을 확률이 올라가지도 않으니 명성을 따라가는 것도 정답은 아니다. 그보다는 더욱 체계적이고 목표지향적이며 현실적인 관점에서 프로그램을 평가하고 순서를 정하는 것이 좋다.

미국은 한국과 비교해 면적이 100배는 넓은 나라로 어디서든 두어 시간만 차를 타고 가면 바다를 만날 수 있는 한국과 달리, 열 시간을 달려도 땅만 끝없이 펼쳐지는 지역이 있을 정도로 거대한 영토를 가졌다. 바다를 맞대고 있는 땅이라도 동쪽 끝과 서쪽 끝은 시간대도 다르고 서로 다른 기후와 문화를 가지고 있어서 같은 나라에 살고 있다는 생각이 잘 들지 않을 정도다. 이러다 보니 소위 '전국 지원'이라는 형태의 지원은, 적어도 미국 의대에서는 특정 초인기 과를 제외하면 찾아보기 쉽지 않다. 예를 들어 내과는 50개 주에 500개가 넘는 프로그램이 있다. 하지만 이 프로그램들에 다 지원할 수는 없기에 자신이 살고 싶은 지역과 그렇지 않은 지역으로 나눠서 대상을 좁혀야 한다. 그런데 이 '살고 싶은 지역'이라는 개념이 매우 모호하고 개인차가 크기 때문에 결국 '내가 가장 원하는 것은 무엇인가?'를 곰곰이 생각해봐야 한다. 예를 들어서 배우자와 어린 자녀가 있는 지원자가 가족과 여유롭고 행복한 이민 생활을 하면서 동시에 뉴욕이나 보스턴 한가운데에 있는 병원에서 수련을 받겠다고 하는 건 매우 앞뒤가 맞지 않는 얘기일 수 있다.

그렇다면 수련 프로그램을 어떻게 선택해야 할까? 다양한 목적과 기준이 있겠지만, 한국인들이 미처 고려하지 못하는 중요한 기준을 두 가지 꼽아보자면 '문화적 다양성'과 '권역'이 있다. '문화적 다양성'은 단지 인구가 많아서 다양한 사람들이 모여 사는 대도시를 뜻하지 않는다. 인구가 많으면 다양한 인구 구성을 가질 확률이 높아지겠지만 항상 그런 것도 아니며, '다양성'이 의미하는 스펙트럼은 일차원적이거나 이차원적이기보다는 다차원적일 가능성이 높다. 예를 들어서 같은 민족이지만 종교와 삶의 배경, 심지어 경제와 사회 그리고 정치적 관점이 매우 다른 사람들이 모인 집단에 속하는 것이 과연 내가 받아들이는 문화적 편안함에 도움이 될까? 물론 어떤 도시에 어떤 성향의 사람들이 살고 그곳이 어떤 분위기일지는 막상 살아보기 전까지 알기 어려울 수 있다. 하지만 정리에 도움이 될 객관적인 자료가 없는 건 아니다. 인종, 경제 수준, 정치적 성향과 같은 자료는 비교적 어렵지 않게 찾을 수 있고 자신이 이런 문화적 다양성을 중요하게 생각하거나 선호하는 요소들이 있는 사람이라면 반드시 이 자료들을 검토해야 한다.

'권역'이라는 말은 한국에도 없진 않다. 그러나 한국에서도 영남권에서 수련을 받고 호남권으로 직업을 찾아가는 일이 비교적 흔한 사례는 아니듯이, 미국에서는 동부에서 수련을 받고 서부에서 직업을 찾는 일이 흔하지 않은 차원을 넘어 매우 드물고 실행하기 어려운 일이다. 세부 전공이 매우 제한되어 전국적인 네트워크를 형성하고 있는 경우가 아니라면 미국은 네트워크 자체가 권역을 위주로 이루어져 있다. 물론 외국인 구직자로서는 수련받은 곳이 아닌 다른 권역에서의 구직을 꺼릴 이유가 거의 없다. 인터뷰를 위해서 멀리 가야 하고 이사를 크게 해야 한다는 단점이 있지만, 어차피 특정 권역에 가족이 있는 게 아니라면 외국에 와서 굳이 권역에 묶일 이유는 없기 때문이다. 하지만 구직자가 아닌 구인자 입장에서 생각해보면 조금 다른 관점을 갖게 된다.

한국의 대학 입시나 미국의 레지던트 수련까지는 다소 객관적인 자료들과 공식적인 시스템을 이용해서 지원하고 선택할 수 있지만, 수련이 끝난 후에 직업을 찾는 과정은 그렇지 않다. 일단 에이전트를 이용해 직업을 찾을지, 스스로 찾을지를 먼저 선택해야 하는데, 만약 에이전트의 힘을 빌리지 않고 직업을 찾고자 한다면 모든 과정을 스스로 해내야 한다. 반대로 구인 업체로서도 구직자에 대해 알 수 있는 정보가 제한적이다. 리서치 위주의 아카데믹 경력에서는 리서치 경력과 논문 출판 경력을 눈여겨볼 수 있지만, 이를 제외하면 이 시점에서는 지원자가 USMLE에서 몇 점을 받았고 얼마나 성적이 좋은지 등은 큰 의미가 없다. 그보다는 오히려 단체 업무에 익숙한지, 환자와 동료들에게 친절한지, 같이 어울리고 싶은 사람인지 등이 더 중요하다. 문제는 모든 지원자가 자신이 이런 사람이라고 주장하기 때문에 지원서만으로 사실 여부를 따지기가 쉽지 않다는 점이다. 그래서 고용인들은 내부에서 추천받은 사람을 두고 굳이 미지의 인물을 고용하려고 하지 않는다. 더욱이 몇 년 후에는 떠날 레지던트를 선발하는 것과 달리, 고용에는 더 각별한 주의를 기울여야 해서 미지의 인물을 선호하지 않는 경향이 매우 뚜렷하다.

실제로 정말 좋은 조건의 자리가 있다면 다른 주나 멀리멀리 타 권역에서 사람이 찾아오기 전에 이미 같은 병원 출신이나 주변 병원 출신, 내부인의 추천으로 채워지는 경우가 대부분이다. 병원으로서도 같은 병원 수련 출신으로 이미 시스템에 익숙하고 검증된 사람만큼 좋은 인력이 없다. 심지어 에이전트를 통해서 구인하게 되면 고용주는 적지 않은 금액을 지불해야 한다. 물론 미국의 엄청나게 많은 지역, 많은 직업이 획일적으로 같진 않겠지만, 이런 요소들을 고려하면 네트워크가 없는 타 권역의 에이전트를 통해서 구하는 직업은 구직자로서도 정보가 많이 부족하며, 그 지역 출신들에게 인기 있는 직업일 가능성이 크지 않다. 물론 펠로십을 고려하고 있거나 아카데믹 경력 또는 리서치 경력으로 승부해야 하는 경우, 어차피 비자 문제로 직업을 구하는 것이 다른 차원의 문제일 경우라면 레지던트 지원 때는 이런 권역 문제를 미리 고민할 이유는 없다. 하지만 미국은 큰 나라이고 동부에서 서부로 간다는 건 간단한 일이 아님을 인지하고 있어야 한다. 심지어 레지던트 후 펠로십도 권역 내에서 움직이기가 쉬운 편이다.

지역에 대한 고민과 별개로 프로그램 자체에 대해서도 고민해봐야 한다. 프로그램을 평가하는 방법으로는 여러 가지가 있겠지만, 가장 중요한 건 결국 '이 프로그램이 나에게 어떤 미래를 열어줄 것인가?'이다. 물론 말처럼 쉽게 대답할 수 있는 내용은 아니다. 프로그램이 어떤 교육을 제공하는지, 어떤 임상 기회를 제공하는지 등으로 쉽게 판단할 수도 없다. 예를 들어서 작은 프로그램인데다가 매우 교육적이거나 임상적으로 훌륭한 프로그램이 아니더라도, 프로그램 디렉터Program Director가 레지던트들의 펠로십 진출에 아주 적극적으로 지원해주고 심지어 그가 어떤 분야에서 영향력이 있기까지 한 사람이라면 이야기는 조금 달라질 수 있다. 혹은 프로그램과 연계된 병원이나 대학에서 다른 차원의 기회가 있을 수도 있다. 이런 부분은 매우 중요하지만 내부인의 도움 없이는 알기 어렵다. 그래서 가장 현실적으로 도움이 되는 건 졸업생들의 진로 정보다. 대부분의 프로그램에서 졸업생들의 진로 정보를 제공하며 이는 지원자들에게 좋은 지표가 될 수 있다. 졸업생들의 진로에서 내가 원하는 미래를 보는 것이 가장 합리적인 판단이다.

레지던트 간의 관계, 레지던트와 어텐딩Attending Physician 간의 관계, 심지어 함께 일하는 Mid-Level Provider•와의 관계는 정량적으

• 보통은 전담간호사(NP; Nurse Practitioner) 또는 PA 간호사(PA; Physician Assistant) 등을 말한다. 간호사와 의사 중간 정도의 업무를 하는 사람들인데 의사 쪽에 더 가깝고 같은 팀으로 움직이므로 이들과의 호흡이 무척 중요하다.

로 측정할 수 없을 뿐만 아니라 외부인이 알기 어렵다. 가장 좋은 방법은 내부자를 통해서 분위기를 파악하는 것이지만 이도 쉽지 않기 때문에 인터넷 리뷰* 등을 통해서 정보를 얻기도 한다. 그러나 오래된 정보가 많아서 전적으로 이런 리뷰에만 의존하는 것은 다소 부정확할 수 있다. 인터뷰 디너에서 레지던트들의 분위기를 살피는 것이 그나마 좋은 방법이지만 보통은 긴장하고 있고 언어 장벽도 있어서 몇 시간의 디너로는 온전히 파악하기 어렵다. 하지만 내가 이곳에 어울린다는 느낌이 들고 자신과 비슷한 생각을 하는 사람들과 함께 일하고 있다는 느낌이 드는 건 매우 중요한 일이다. 레지던시는 학교보다 직장에 더 가까워서 책을 많이 읽고 혼자 열심히 공부한다고 좋은 결과를 낼 수 있는 곳이 아니다. 이유가 무엇이든 다른 사람들과 한 팀으로 움직이기 어려운 환경이라면 여러 가지 면에서 매우 힘들 수 있고 심지어 실패에 이를 수도 있다.

선택과 집중, 그리고 내려놓을 수 있는 마음가짐

한국은 제3세계 빈국이 아니다. 아무리 한국 의사의 업무 환경이 힘들다고 해도 오로지 경제적인 목적을 위해서 미국이나 외

---

* scutwork.com 또는 studentdoctor.net 사이트를 참조할 수 있다.

국에 나가려는 사람은 찾아보기 어렵다. 미국으로 떠나려는 이유는 제각기 다를 것이다. 그렇다고 모두가 자신의 마음속에 콕 집어낼 수 있는 이유를 정리해놨을 거라고는 생각하지 않고 그 이유가 영원히 변하지 않을 거라고도 생각하지 않는다. 인터뷰에서 흔히 "훌륭한 의학자가 되고자 미국에 왔다"는 이야기를 많이들 하지만, 모두가 그런 이유만으로 한국을 떠난다고 생각하지 않으며 미국에 온다고 해서 그렇게 될 수 있는 것도 아니다. 나는 오히려 "멋있어 보여서"라고 답하는 사람이 있으면 그 말을 믿을 수 있다. 돌이켜 생각해보면 내가 15년 전 미국에 가려고 결심했던 이유 중에는 이 '허영심'이 가장 크지 않았을까? 또는 자녀교육을 위해서, 한국의 공기가 안 좋아서, 지정학적 리스크 때문에, 배우자의 직장 때문에, 헤어진 연인과 다시는 보고 싶지 않아서 등의 이유가 간단하고 명확하며 심지어 실질적이어서 좋다. 보통은 이런 사소한 이유들이 복합적으로 작용하여 인생의 1/3 또는 반평생 가까이 산 나라를 떠나는 것이라고 생각한다.

대부분의 '선택'이 그렇듯이 우선 자신의 목적이 무엇인지가 명확해야 한다. 하지만 인생이 그렇게 간단하지 않다는 점이 언제나 이 선택을 어렵게 만든다. 또한 목적이 한두 가지로 쉽게 정리된다고 해도, 목적만으로 어떤 선택을 하기에는 기술적으로 어려운 경우가 종종 있다. 선택과 집중에 익숙하지 않기 때문이다. 만약 자신의 목적이 리서치하고 연구하는 의사가 되는 것이면서 수입은 수입대로 높았으면 좋겠고, 삶의 질은 당연히 좋아야 한다고 생각한다면 결국 선택과 집중의 실패라고 볼 수 있다. 이상적으로는 목적이 중요하지만, 기술적으로 무엇은 결코 포기할 수 없고 무엇은 어느 정도 포기할 수 있는지 정리가 분명히 되어 있을수록 선택은 어렵지 않다. 연구하는 의사가 되는 것이 최종 목적이라면 적어도 이것이 가능한 프로그램을 선택해 발판으로 삼을 수 있어야 하며, 이 선택에는 일정 부분의 희생이 있을 수밖에 없다. 마찬가지로 미국으로의 이민이 자녀교육을 위한 것이라면 그것을 우선시해서 자신의 경력을 일정 부분 희생할 준비가 되어 있어야 한다. 자신이 중요시하는 목표를 위해 어떤 것들을 과감히 버릴 수 있고 내려놓을 준비가 되어 있는지가 명확할수록 선택이 쉬워지고 나아가 인생이 편해진다.

누군가 나에게 무엇을 가장 먼저 포기할 수 있느냐고 질문했을 때, 나의 지극히 주관적인 대답은 "한국과 관련 있거나 한국적인 것"이었다. 나는 미국으로 유학을 온 것이 아니라 이민을 온 것이기 때문이다. 여러 번 강조하지만 레지던트 과정은 수련인 동시에 직업이고, 미국 의사가 되기 위한 수련이지 국제적인 의사가 되기 위함이 아니다. 결국 미국에 와서 레지던트 수련을 받겠다는 말은 미국에서 의사로 살겠다는 말과 같다. 물론 한 사람의 인생이 그렇게 간단하지는 않기에 여러 사정으로 어느 시점에 귀국하게 될 수도 있으며, 그것은 순전히 선택의 영역이다. 하지만 미국에서의 수련은 본질적으로 미국에서 의사가 되는 것을 목적으로 한다. 그런 면에서 나는 한국과 관련 있는 것, 내지는 한국적인 것을 먼저 버려야 한다고 생각했다. 예를 들어서 "무엇을 해야 수련 후 한국에 돌아와서 교수가 될 수 있는가?"라는 질문은 가장 말이 안 된다. 미국 의사를 양성하기에 최적화된 프로그램에서 수련받고 한국에 돌아와 좋은 의사가 되기를 희망한다는 것 자체가 다소 부적절한 발상이 아닐까?

물론 상당히 많은 부분을 골고루 만족시키는 프로그램이 어딘가에는 있을 수 있다. 명성이 높으면서 기회도 많고, 구성원의 삶도 행복하면서 가족과 여유 있게 지낼 수 있는 도시에 위치한 프로그램이 결코 없을 거라고 말할 순 없다. 하지만 이렇게 모든 사람이 가고 싶어 할 법한 직장이 있다면, 그만큼 "당신은 모든 프로그램이 가장 원할 만한 지원자인가?"라는 질문에 "그렇다"고 자신 있게 대답할 수 있어야 할 것이다. 그런 의미에서 자신을 객관적으로 평가할 수 있는 능력도 매우 중요하다. 입장을 바꿔서 생각해보면 간단하다. 과연 프로그램에서 나를 뽑아야 할 이유는 무엇인가? 슬프지만 프로그램에서 굳이 확실하지 않은 경력을 가진 외국인 의사를 뽑을 이유는 하나밖에 없다. 미국 의대생을 뽑기 어렵기 때문이다. 지나치게 비관적으로 자신을 낮출 필요는 없지만, 그와 별개로 냉정한 현실 인식은 성공적인 전략의 초석이 된다. 자신의 강점이 3개 국어를 구사하는 능력이 될 수도 있고, 눈에 띄게 높은 점수일 수도 있고, 탁월한 리서치 또는 임상 경력일 수도 있지만, 그것이 무엇이든 누가 봐도 평범한 미국 의대생을 뛰어넘는 매력이 있는 것이 아니라면 결국 나의 강점은 남들이 하지 않는 일을 하겠다고 지원하는 것에 있다. 그런 의미에서 앞서 말한 전략대로 프로그램을 선택하고 찾아가면서도 한편으로는 과연 이 프로그램이 나를 뽑아야 할 이유가 무엇일지 그리고 나는 그만큼 매력적인 지원자일지 질문하는 것을 잊지 말고 객관적인 판단을 해야 한다.

의사로서 대단한 능력을 가진 사람일지라도 외국에서의 경험과 경력을 가지고 어필하거나 자신의 강점을 입증하기란 무척 어렵다. 국제적인 표준이 있는 논문 출판 경력은 상대적으로 쉽게 받아들여지지만, 정량적으로 표현하기 어려운 외국 경력을 어필하는 일은 대부분 성공하기 어렵다. 처음 이민을 가는 과정에서 다소 이러한 부분에 손해를 보게 되는 건 안타깝지만 어쩔 수 없는 현실이다. 하지만 일단 미국에서의 경력이 쌓이고 신뢰를 받기 시작하면 그 이후에는 능력을 인정받고 어필할 기회가 많아진다. 그러니 설령 기대보다 작은 업무를 맡거나 심지어 창피하다는 생각이 드는 일을 하게 되더라도 너무 실망하지 말자. 작은 일부터 시작해서 자신을 증명할 큰 그림을 차근차근 그려나가는 인내심이 필요하다. 물론, 하고 싶지 않은 일을 억지로 하라는 말은 아니다. 미국에서의 첫 경력이 내가 꿈꿨던 일에 못 미칠지라도 그것이 나를 다음 단계로 이끌어주고 디딤돌이 되어줄 수 있다면, 때로는 너무 복잡하게 생각하기보다 과감하게 한 발 딛고 올라갈 수 있어야 한다. 그래야만 보이는 멀리 있는 세상이 있다.

4장.
매치 QnA

전혜영

매치의 감격스러운 순간을 지나 레지던시를 거쳐 미국에서 본격적으로 생활한 지 어느덧 십 년이 조금 넘었다. 그동안 다양한 배경을 가진 한국인 지원자들을 만나며 받았던 질문들을 골라 내 생각을 정리해보았다. 나는 다른 이들과는 상황이 좀 달랐는데, 원치는 않았지만 남들이 하면 안 된다고 하는 매치 금기 사항을 많이 저질렀기 때문에 매치에 관해서 남들과는 다른 이야기들을 해줄 수 있다. 따라서 '이렇게 하라'는 것이 결코 아니며 '이런 경우도 있구나' 정도의 생각으로 읽어주었으면 한다. 이 수많은 금기 사항들을 직접 겪어보고 마음이 새카맣게 다 타고 나서 내가 얻은 교훈은 '남들이 하지 말라는 데는 다 이유가 있구나…'였으니까.

Q. 토종 한국인의 영어 실력으로는 미국 수련이 어렵다?

A. 나는 한국에서 태어나 초중고를 거쳐 의대까지 전 교육과정을 한국에서 한국어로 마친 사람이다. 물론 어학에 관심이 많아서 평소에 영어를 꾸준히 공부해왔고 의대 재학 시절에는 해외 경험을 통해 영어로 의사소통이 가능한 수준이 되고자 노력해온 편이었다. 그래서 미국에서 수련을 받겠다고 결정했을 당시, 비교적 준비가 되어 있긴 했지만 그전까지 영어권 국가에서 공부하거나 일해본 적은 없었다. 나와 비슷한 과정을 거친 친언니도 해외 거주 경험 없이 한국에서 수련받고 미국에 와서 현재 미국 명문대 교수로 재직 중이며, 내 주변에도 수련 전 해외 거주 경험이 없는 많은 분들이 현재 미국에서 수련 중이거나 수련을 마치고 원하는 직장에서 일하고 있다. 그러니 해외 경험이 없다고 해서 도미의 꿈을 쉽게 포기하지는 않았으면 한다.

Q. 외국 대학 졸업생 출신으로 인기 과 지원은 불가능하다?

A. 우선 미국의 응급의학과 소개를 잠깐 하자면, 응급의학과는 현재 수요가 공급을 넘어서기 때문에 잡마켓이 좋으며 시프트제로 일하는지라 본인이 원하는 라이프 스타일을 짜는 것이 가능하다는 이점이 있다. 따라서 응급의학과는 미국 의대생 사이에서 인기인 E-ROAD(응급의학과, 영상의학과, 안과, 마취통증의학과, 피부과)에 속할 정도로 상당히 인기 있는 과 중 하나다. 타 과와 비교해 역사가 짧아 지금도 많은 변화가 일어나고 있으며, 특히 아카데믹에

관심 있는 이들이 자신의 전문 분야를 발전시킬 기회가 상대적으로 많다.

내가 응급의학과에 지원하게 된 계기를 잠시 말해보겠다. 나는 궁극적으로 재난의학 전문가가 되는 것이 목표였는데, 그 목표에 가장 적합한 임상 수련이 미국에서의 응급의학과 수련이라고 생각했다. 응급의학과에 지원하기로 결심하고서 미국의 응급의학과에 매치하는 지원자 중에 나와 같은 IMG가 몇 명이나 있나 연별 통계를 내어보았더니 전체 지원자의 1%에 불과했다.• 쉽게 도전하기 어려운 통계 결과였기에 미국에서 수련하는 것이 중요한지, 아니면 내가 원하는 과에 들어가는 것이 중요한지를 놓고 고민했다. 결국 내가 하고 싶은 과를 하는 것이 더 중요하다고 결론 내렸고, 이미 의대에 입학하면서 1%에 들어보았는데 두 번을 못 할까, 하는 생각에 응급의학과만 지원하기로 했다.

현재 한국 출신으로 미국에서 응급의학과에 매치한 이들의 현황은 내가 알기로 미국에서 내과 수련을 먼저 받고 응급의학과에 매치한 한 명, 한국에서 수련받고 미국 응급의학과에서 수련 중인 두 명, 그리고 나까지 총 네 명인 것으로 안다(공식적인 통계는 아니지만 워낙 좁은 세상이라 아마 맞으리라 생각한다). 응급의학과 외에도 전통적으로 외국 의대 졸업생에게 문턱이 높은 외과, 이비인후

• FREIDA 또는 NRMP 웹사이트에서 이런 통계를 찾을 수 있다.

과, 정형외과, 흉부외과를 비롯해 영상의학과, 안과, 마취통증의학과, 피부과 등에도 모두 한국 선생님들이 있다. 따라서 본인이 원하는 과가 외국 의대 졸업생에게 문턱이 높다는 이유만으로 포기하지 않았으면 한다. 물론 결코 쉬운 길은 아니지만, 열심히 준비하고 찾고 또 찾아보면 분명 좋은 기회가 다가올 것이다.

Q. 미국 병원에서의 임상 경험이 없으면 안 된다?

A. 내가 한국 의대를 다니던 시절, 나의 모교는 실습 일정 중 해외 클럭십Clerkship을 갈 수 있는 기간이 2주로 제한되어 있었다. 실습을 시작하던 본과 3학년 때는 미국에 가겠다는 마음이 굳게 서 있지 않기도 했고, 미국으로 실습을 다녀오기에 2주는 너무 짧으니 간다면 의사국가고시, 속칭 국시를 마치고 4주 이상 가는 편이 낫겠다고 생각해서 선택실습 2주를 용산 121 미군병원에서 했다. 그리고 본과 4학년 여름, 방학 기간 2주를 이용해 평소 관심 있었던 싱가포르에서 클럭십을 다녀온 후, 같은 해 9월에는 미국에 가기로 결심을 굳히고 혼자 USMLE 공부를 시작했다. 앞서 말한 대로 어차피 1%의 확률을 가지고 하는 거라면 미국에서 클럭십을 한 달 한다고 해서 소위 말하는 '스펙'이 크게 나아질 것 같지도 않았다. 오히려 적응 기간의 어리숙한 모습으로 기억에 남으면 나쁜 영향을 끼칠 것 같아서 차라리 지원 준비를 빨리하기로 했다. 매치 과정에도 익숙해질 겸 졸업하는 해에 우선 도전해보고 만약 안 되면 그다음 해에 한 번 더 하는 편이 확률도 높겠다고

생각했다. 결국 국시 이후의 시간을 USMLE 준비에 투자하기로 하고 나는 미국 현지 클럭십 경험이 없는 상태에서 지원하게 되었다. USCE US Clinical Experience는 의대생 신분이 아니면 쌓기가 아주 힘들어서 의대를 이미 졸업한 분들이 많이 문의해오는데, 있으면 당연히 도움이 되지만 없다고 해서 아주 안 되는 것도 아니다. 물론 지원 프로그램에 따라 USCE가 없으면 인터뷰 초청 대상으로 고려조차 하지 않는 프로그램도 있지만 그렇지 않은 프로그램도 있기 마련이다.

Q. 한국과 미국은 졸업 시기의 차이로 장기간의 공백이 생길 수밖에 없다?

A. 한국은 대학을 졸업하는 달이 2월이고, 미국은 9월에 지원을 시작하여 그다음 해 7월에 학기가 시작한다. 그래서 한국인 지원자들에게는 졸업하고 2년이 조금 넘는 공백이 생긴다. 나는 앞에서 말했던 이유와 더불어, 개인적으로도 무소속으로 있는 상태가 길어지는 것이 싫어서 졸업하는 해에 매치했다. 그래서 처음에는 국시 준비를 Step 2 준비로 대체해서 1월 국시 이후 연이어 Step 2 CK를 보고 3월에 Step 2 CS를 본 후, 6월에 Step 1을 보고 7~8월에 매치 준비를 하기로 계획을 짰다. 하지만 12월이 되자 국시 공부를 전혀 하지 않으면 떨어질 수도 있겠단 생각이 들었다. 그래서 12월 한 달을 국시 공부에만 전념한 후, 4월에 Step 2 CK, 5월에 Step 2 CS, 9월에 Step 1을 보고 10월 중순에 ECFMG certificate를 받게 되었다. 쉬지 않고 달리면서 스트레스도 많이 받았지만 결과적으로 시간을 절약할 수 있게 되어 나쁘지 않았다고 생각한다. 내가 아는 분은 미국 학생처럼 재학 중에 매치해서 졸업하는 해에 바로 레지던트를 시작했다. 물론 쉬운 길은 결코 아니지만 정보가 많고 일찍부터 준비하는 이들이 점점 늘어나는 요즘에는 충분히 가능하다고 생각한다.

Q. USMLE Step은 1부터 차례대로 봐야 한다?

A. 앞서 말한 이유로 나는 졸업하는 해에 매치하는 것을 목표로 시험 계획을 짰기 때문에 국시와 USMLE 공부를 병행할 수밖에 없었다. 이 계획에 맞추기 위해 Step 2를 Step 1보다 먼저 보았다. 물론 시험을 다 보고 나니 Step 1부터 차례대로 봤으면 공부하기에 더 편했겠다는 생각이 들긴 했지만, 나처럼 어쩔 수 없을 때는 순서를 조금 바꾸더라도 대세에 큰 지장은 없을 것이다.

Q. 9월 ERAS 오픈 시 지원하지 않으면 안 된다?

A. 나는 10월 중순에야 ECFMG certificate가 나왔다. 그때부터 뒤늦게 지원했지만 인터뷰에 초청됐고 결국 매치되었다. 심지어 인터뷰 초청을 받은 곳 중에 응급의학과임에도 1년의 프릴림을 요구하는 곳이 있어서 11월에 뒤늦게 프릴림에 지원했는데도 인터뷰하고 1순위로 랭크한 곳에 매치되었다. 내가 지원하던 당시에는 미국 의대생들의 MSPEMedical Students Performance Evaluation가 11월

초에 나왔는데, 그때 프로그램에서 지원자들을 한 번쯤 더 검토하지 않을까 하는 생각에 그즈음 집중적으로 메일을 돌렸던 도움도 컸다고 생각한다.

Q. USMLE 점수가 나쁘면 안 된다?

A. 외국 의대 졸업생으로 응급의학과에 매치되었다고 하면 많은 분들이 USMLE 시험 성적이 눈에 번쩍 띌 만큼 우수할 거라고 생각하는데, 사실 나는 그렇지 않았다. 생각만큼 성적이 나오지 않았을 때는 실망도 많이 하고 불안하기도 했지만, 일단 지원하기로 한 이상 중간에 그만두고 싶진 않았다. 그래서 내가 가진 장점들에 집중하기로 하고 처음에 결정한 대로 계속해서 진행했다. 물론 미국 시스템에서 검증되지 않은 외국 졸업생들의 가장 강력한 무기는 시험 성적이고, 성적은 높으면 높을수록 좋은 것은 맞다. 하지만 미국에는 많은 프로그램이 있고 프로그램마다 원하는 바가 조금씩 다르다. 그 많은 자리 중에 내가 갈 곳 하나 없겠어? 하는 마음으로 점수 좋은 이들보다 몇 배 이상 노력하면 분명 좋은 결과가 나올 것이다.

Q. J-1 비자는 무조건 나쁘다?

A. 나는 매치를 하기 위해 쉬지 않고 달리느라 막판에 힘이 빠져서 Step 3를 보지 않았다. 결국 H 비자를 지원해주는 병원에서 수련했음에도 불구하고 J 비자를 받게 되었다. 사실 여기에는 앞

서 이야기한 것처럼 Step 1, 2가 눈부시게 빼어난 성적이 아니었기에, 첫해에 매치가 안 될 경우를 대비해 Step 3 점수를 눈이 번쩍 뜨일 정도로 높게 받아야겠다는 생각으로 시험을 미룬 탓도 있었다. 그래서 결국 졸업하고 바로 J-1 웨이버를 하게 되면서(응급의학과는 타 과와 달리 펠로라도 환자를 볼 때는 본인이 전문의가 되며 다른 전문의의 감독을 받지 않는다. 따라서 ECFMG에서 교육을 위해 지원해주는 J-1 비자와 목적이 일치하지 않아 펠로십을 하기 어렵다) 원래 생각했던 재난의학과는 완전히 다른 방향의 호스피스 완화의학 세부 전공으로 인생의 진로가 180도 바뀌기도 했다. 그렇다고 해서 꼭 그게 나빴던 것 같지는 않다. 오히려 그 시간 동안 내가 진정으로 원하는 것이 무엇인지 그리고 내가 잘할 수 있는 것이 어떤 일인지를 깊이 있게 성찰할 수 있었고 나 자신을 더 잘 알아갈 수 있었다. 그리고 J-1 웨이버는 무조건 시골에서만 가능하다는 편견이 있지만 장벽이 더 많긴 해도 대도시에서도 가능하다. 간혹 매치 시 비자를 최우선순위로 생각하는 이들이 있는데, 물론 개인마다 생각이 다르겠지만 본인의 우선순위가 무엇인지를 잘 생각한 후 결정했으면 한다.

Q. 배수진을 치고 모든 힘을 다하여 매치에 지원해야만 한다?

A. 이는 개인의 성격에 따라 다르다고 생각한다. 나는 오로지 이 길밖에 없다는 생각이 들면 힘을 더 내기보다 스트레스를 받는 편이어서 언제나 플랜 B, C 등을 짜두곤 한다. 재난의학 지망

의 응급의학과 전문의답게 큰 결정을 내릴 때도 일어날 수 있는 최악의 상황을 가정한 후, 내가 감당할 수 있겠다는 생각이 들면 그 선택을 한다. 이런 결정을 내리기 위해서는 자신이 감당할 수 있는 최대치가 얼마인지, 최악의 상황은 무엇인지 등에 대한 위험 예측이 필요하다. 결국 나 자신을 알고 내가 도전하는 상대를 잘 알아야 한다.

매치에 지원할 당시 25살이었던 나는 미국에서 응급의학과에 들어가는 게 아니라면 한국에서 내가 원하는 과를 하는 게 더 낫겠다고 생각했고, 두 번까지는 도전해보겠지만 그 이상은 무리라고도 생각했다. 만약 매치가 되지 않고 한국에 돌아갔을 때 3년이나 늦은 나를 받아줄 만한 자리가 마땅치 않을 때는 외항 항공사 스튜어디스에 지원해보고 그 라이프 스타일이 마음에 들면 해외 조종사 학교에 가야겠다고 생각하고 있었다. 결국 플랜 A대로 진행되었기에 생각해둔 다른 플랜들은 실현할 필요가 없었지만, 그런 플랜 B들이 있었기 때문에 비교적 담담하게 플랜 A를 실행할 수 있지 않았나 싶다.

* * *

내가 매치와 관련한 이런 이야기를 쓰게 된 이유는 매치를 준비하며 외롭고 힘들 이들에게 조금이라도 힘이 되었으면 하는 바람에서다. 나 역시 남들과 조금 다른 길을 원했기 때문에 나보다 먼저 그 길을 걸은 선배가 없었고 항상 정보가 부족했다. 시시때때로 차오르는 자기 회의감을 조절하기도 힘든데 "언제 미국가?" 하고 물어보는 사람들에게 도대체 어디서부터 설명해야 할지도 난감했고, USMLE 스터디를 짜려고 해도 응급의학과 지망생이라고 하면 나를 낙심하게 하는 말들을 하는 이들에게 뭐라고 말해야 할지 몰라 곤혹스러웠다. 심지어 이런 이유로 나중에는 관련 업계 사람 만나는 걸 피하게 될 정도가 되었다.

십 년 넘게 미국 아카데믹 프로그램에 있으면서 매년 레지던시 지원자들을 만나고 합격한 이들을 트레이닝시키면서 미국인들이 원하는 인재상을 알게 되었다. 그런 점에서 우수한 많은 한국인들이 문화적 차이로 인해 저평가되곤 하는 점이 참 안타까웠다. 하지만 분명한 건 끈기를 가지고 정진하다 보면 노력이 빛을 발할 순간이 찾아온다는 점이다. 매치를 준비하면서 많은 어려움을 겪겠지만 '나는 누구인가?', '내가 원하는 것은 무엇인가?', '내가 원하는 것을 가지려면 무엇을 해야 하는가?' 등에 대한 충분한 조사와 이해가 되어 있는 이들에게는 틀림없이 좋은 결과가 있을 것으로 생각한다.

5장.
인터뷰 준비와 주의 사항

전혜영 | 조도연

인터뷰 준비와 팁•

인터뷰를 잘하려면 무엇이 필요할까? 정답은 내가 좋은 사람이 되는 것, 즉 프로그램이 원하는 사람이 되면 된다. 하지만 이 대답은 마치 수능시험 전국 1등이 "예습과 복습 위주로 학과 공부에 충실했습니다"라고 말하는 것과 같은 식이니, 좀 더 상세히 짚어 보도록 하겠다.

인터뷰 준비를 위해선 먼저 '나는 누구인가?'를 묻고 그 답을 할 수 있어야 한다. 즉, 지원자 본인에게 자아에 대한 확고한 관념

• 전혜영

이 자리 잡아야 한다. 하지만 뚜렷한 자아상이 있다고 해도 이삼십 년에 걸쳐 형성된 자아가 인터뷰의 한 시즌 만에 프로그램에서 요구하는 대로 바뀌진 않을 것이다. 미국에는 수많은 프로그램이 있다. 그러니 나 같은 지원자를 원하는 프로그램에서 자리 하나를 찾는다는 생각으로 스토리를 짜고 인터뷰를 준비하자.

1. 스토리라인 만들기

인터뷰를 준비하는 단계는 미국에 가기로 결정하고 어떤 과에 지원할지 선택한 후 영문 자기소개서Personal Statement를 쓰면서 이미 '나는 누구이고 무엇을 원하는가?'에 대한 많은 성찰이 이루어져 있을 단계이다. 그렇게 찾은 본인의 특성 중 가장 어필하고 싶은 것 두세 가지를 테마로 선정하고, 인생을 복기하면서 그 테마를 뒷받침하는 사례를 수집하며 스토리라인을 만들어보자. 나의 경우 호기심이 많아 다양한 경험을 했으며, 그 결과 다양성에 대한 이해도가 높고 새로운 환경에 잘 적응하는 점을 나의 테마로 잡았다. 이를 뒷받침하기 위해 그동안 했던 국내외 봉사활동 및 동아리활동 경험과 과 대표 경험을 이야기했고 추천서도 그런 활동과 연관된 분들로부터 받았다. 이렇게 몇 개의 점이 모여 '나'라는 사람, 즉 큰 그림이 완성되도록 인터뷰를 준비했다.

2. 예상 질문 준비하기

인터뷰에서 주로 받게 될 질문은 다음과 같다.

— 왜 미국에 오고 싶어 하는가?

— 왜 이 과를 선택했는가?

— 왜 우리 프로그램에 지원했는가?

— 당신의 장점은 무엇인가?

— 앞으로의 커리어 플랜은 무엇인가?

이 질문에 관한 답이 뚜렷하면 대부분의 질문도 커버할 수 있을 것이다. 번외로 취미 생활에 대한 질문도 받을 수 있는데 답변을 잘 준비해두면 특히 같은 취미를 가진 인터뷰어를 만났을 때 즐거운 인터뷰가 될 수 있다. 나는 여행과 독서, 스쿠버 다이빙이 취미라서 요즘 읽고 있는 책에 관한 이야기나 인상 깊었던 여행지 또는 다이빙 스폿 추천 등으로 인터뷰를 화기애애하게 했던 적이 꽤 있었다.

예상 질문에 대한 답이 대략 잡히면 각 질문과 답변을 영어 대본으로 써보기를 추천한다. 대본을 쓰면서 생각도 많이 정리될뿐더러 영어 실력 조금 부족하다면 대본을 달달 외워서 자연스럽게 될 때까지 연습할 수도 있다. 인터뷰도 많이 할수록 나아지니 말하는 연습을 반복적으로 하자. 미국에서 실제로 교수로 일하면서 레지던시 인터뷰에 많이 참여해본 분과 대화를 주고받는 연습을 할 수 있으면 가장 이상적이겠지만, 그렇지 못할 때는 미국 문화에 익숙하며 타인을 인터뷰해본 경험이 있는 분과 연습하며 피드백을 받으면 좋다. 혼자 연습해야 할 때는 영상을 녹화해서 본다

든지, 본인의 대답을 녹음해서 들어보는 것도 많은 도움이 된다. 자신의 삶에서 찾아낸 귀한 소재들을 가지고 다른 사람들이 귀 기울일 수 있는 이야기를 짜는 연습을 많이 하자.

3. 적극적으로 자신을 알리기

그럼 지금까지 준비한 나의 이야기를 실전에서 어떻게 풀어나가야 할까? 우선 자신감을 가지고 당당하게 표현해야 한다. 이 점이 미국 문화가 한국 문화와 참 다른 점인데, 겸손이 미덕인 동양과 달리 이민자의 개척 정신이 근간인 미국에서는 자신감과 화려한 표현력이 무척 중요하다.

많은 한국 선생님들이 공적인 자리에서 너무도 겸손하고 조용하게 앉아 계신다. 다른 사람들과 서로 잘 아는 자리에서는 문제가 없겠지만, 자신을 알려야 하는 자리에서는 적극적으로 말을 걸고 질문하는 등, 평소보다 조금은 오버해서 나를 알려보자. 미국 사회에서 자란 사람들과 같은 매너가 자연스럽게 배어나오기는 쉽지 않겠지만, 내 개인적인 경험으로 한국 사회에서 자랐거나 특히 레지던트 수련을 받고 온 분들은 이미 매너가 아주 좋으시니 적극적으로 자신을 알리는 일에 초점을 맞추어서 노력하면 될 것 같다. 나는 원래 말이 많은 편이 아니지만 생각을 논리적으로 표현하고 질문하는 데 익숙하며, 핵심을 간단하고 직설적으로 표현하는 화법을 사용한다. 덕분에 인터뷰할 때 자신감 있어 보인다는 피드백을 많이 받았다. (혹시라도 말이 너무도 간결해서 관심 없는 것처럼 들릴까 봐 "저는 말이 간결하고 직설적이라는 말을 많이 듣습니다"라고 미리 언급하고 시작하기도 했다.) 생각해보면 인터뷰는 가장 잘 아는 '나'에 대해서 이야기하는 시간이고 아직 잘 모르는 '너', 즉 프로그램과 해당 분야에 관해 모르는 점을 질문하는 시간인 만큼 주눅들 필요가 전혀 없지 않을까?

4. 기억에 남을 답변 준비하기

인터뷰어는 한국 문화에 대한 이해가 높지 않을 확률이 높다. 따라서 그에게 자신이 어느 나라에서 온 사람인지 알려준다는 생각으로 부연 설명을 조금 더 해주면 좋다. 즉 자신의 배경 중에서 강조하고 싶은 부분을 간단히 소개하는 것이다. 한국 의대 입시가 얼마나 치열한지를 사실적이고도 재미있게 풀거나, 지원하는 과에 해당하는 사례로 한국의 선진 의료기술을 알려도 좋다. 한국의 성공적인 COVID-19 선방(2020년 5월 기준)에 대해서 통계를 가지고 말하거나, 연세대 의대를 나온 분들은 앤젤리나 졸리의 아들 매덕스와 동문임을 이야기하는 등 상대방에게 익숙한 코드로 한국을 알릴 수 있는 예시들을 준비해보자. 또한 지원자의 서류를 읽지 않고 들어오는 인터뷰어도 꽤 있으니 지원서류에 쓰여 있는 내용이라도 간략하게 요약해서 말할 수 있게 준비해두면 좋다.

중요한 점은 인터뷰가 끝나고 나서도 기억에 남을 내용을 반복적으로 어필해야 한다는 점이다. 인터뷰어는 지원자의 서류를 미리 받아서 읽고 질문거리를 간단히 메모해둔 후, 인터뷰가 끝나면 이 후보의 장점이나 순위(상, 중, 하) 등의 질문이 적힌 평가지를 제출한다. 대부분은 인터뷰에서 받은 전반적인 인상을 작성하는데 알다시피 레지던시 인터뷰에는 지원자가 많다. 오전이나 오후 내내 인터뷰하고 나면 대부분의 후보자는 무색무취의 고만고만한 사람들로 기억된다. 그 사람들 중에서 인터뷰어의 뇌리에 긍정적으로 각인될 만한 무언가를 남겼다면 성공적인 인터뷰라고 할 수 있다. 나의 경우 2년간 바텐더, 웨이트리스, 체육관 비서 등 3잡을 뛰면서 학비를 모아 공부해서 결국 의대에 합격하고 응급의학과에 지원했던 어떤 지원자의 이야기가 참 인상적이었다.

좋은 질문을 많이 하는 것도 인터뷰에 도움이 된다. 사실 준비를 많이 해야 좋은 질문을 할 수 있다. 인터뷰 시작 전, 많은 프로그램이 자신들의 개괄적인 소개를 하는데, 그런 데서 이미 언급된 내용보다는 정성껏 프로그램 조사했고 이 프로그램에 관심이 많다는 사실이 드러나는 질문을 하면 긍정적인 인상을 남길 수 있다. 인터뷰가 모두 끝나면 추가 질문이 없는지 물어보는 경우도 많으니 이때를 대비하여 적당한 질문을 2~3개 정도 준비해두는 것도 좋다.

5. 그 밖의 팁

인터뷰 스케줄링을 위해 비서와 연락할 때나 프리 디너/병원 투어 등에서 레지던트와 만날 때 등의 모든 관계가 피드백에 들어간다. 인터뷰어가 아닌 다른 이들의 의견이 랭킹 순위를 바꿀 만큼 큰 영향을 끼치는 일은 잘 없지만, 어디에선가 큰 단점을 보였다는 의견이 나오면 랭킹 순위가 내려갈 가능성이 다분하다. 그리고 가장 선호하는 프로그램이 있다면 가급적 해당 프로그램의 인터뷰를 후반에 배치하는 것을 권장한다. 모든 인터뷰가 끝나면 인터뷰어들이 모여서 랭킹 순위를 정하는데, 아무래도 최근에 인터뷰한 지원자가 기억에 더 남기 때문이다. 또한 인터뷰는 많이 할수록 지원자의 인터뷰 실력도 향상되기 때문에 후반으로 갈수록 더 자연스럽게 이야기할 수 있게 된다.

인터뷰에 처음 도전할 때는 영어가 유창하고 인터뷰 기술이 뛰어난 사람만 매치될 것 같지만, 꼭 그런 것도 아니며 결국 중요한 건 본인의 실력과 인성이다. 내가 아는 지인은 인터뷰 전날 나와 모의 인터뷰할 당시, 너무 긴장한 나머지 대본을 외운 대로 딱딱하게 줄줄 읊어서 당황스럽게 했다. 하지만 인터뷰를 잘 받고 결국 1순위로 랭크한 프로그램에 매치되었다. 이후 성실하게 수련받고 미국 유명 대학의 교수가 되셨다. 영어 실력은 천천히 또박또박 자신의 이야기를 할 수 있을 정도면 충분하다고 생각한다. 그리고 지역마다, 전공마다, 프로그램마다 고유의 분위기가 달라서 정답을 맞힌다는 생각보다는 열린 마음으로 각자의 인터뷰에 임하면 더 좋은 결과가 있을 것이다.

한국의 그 엄청난 경쟁을 뚫은 후 USMLE를 준비하는 과정에서 겪었던 수많은 포기의 유혹을 물리치고 여기까지 온 모든 한

분 한 분이 이미 대단한 분들이다. 그 이야기를 자신 있고 재미있게 풀어낼 수 있으면 많은 프로그램이 원하는 매력적인 후보가 되기에 충분하다.

인터뷰 전날 및 당일 주의 사항•

1. 인터뷰 디너/친목 모임(Social gathering)

인터뷰 디너 등에서는 대부분 복장을 미리 알려주지 않으니 궁금하면 담당자한테 문의하자. 보통은 비즈니스 캐주얼business casual로 남성은 넥타이는 필요 없고, 여성은 단정한 차림이면 된다. 호프집이나 피자집 등의 장소에서 만나는 것이 아니라면 청바지와 같은 차림은 피하자. 이런 캐주얼한 저녁 식사도 인터뷰의 연속이니 긴장을 늦추지 말고 적극적인 자세로 임해야 한다. 모임이 끝나고 나면 레지던트들이나 교수들이 저녁 식사 동안 이야기를 나눈 사람 중 누가 좋았고, 누가 부족해 보였는지 등을 이메일로 주고받는다. 너무 튀지는 말되, 적극적인 자세를 보이는 것이 중요하다.

이런 식사 자리에서는 지원자가 다른 레지던트들과 잘 어울릴 수 있는지 사회성을 주로 본다. 따라서 대화를 잘 이어나가는 것

• 조도연

이 중요한데 이를 위해서는 미국의 스포츠(특히 남성들은 야구, 미식축구, F1 등의 정보)에 대해서나 사회적 이슈, 의료개혁법 등에 대해 어느 정도 알고 가는 것이 좋다. 그리고 질문거리를 많이 준비하는 것도 도움이 된다. 레지던트 생활은 어떤지, 당직은 얼마나 자주 서야 하는지, 레지던트를 하면서 연구는 어떻게 할 수 있는지, 이곳의 월세는 어떻고 레지던트들은 주로 어떤 동네에 사는지, 레지던트를 마치면 무엇을 하는지, 여기를 나와서 원하는 프로그램이나 대학에 펠로로 가기는 쉬운지, 월급은 어느 정도인지 등 많은 질문거리가 있다. 월급 등 돈과 관련된 부분은 정식 인터뷰에서 질문하기 힘드니 이런 자리에서 자연스럽게 이야기할 수 있다. 누군가 술을 권하면 한 잔 이상 마시지 않기를 추천하며, 술에 취해서 이런저런 말도 안 되는 이야기를 하거나 실수하지 않도록 주의하자. 특히 술을 한 잔만 마셔도 얼굴이 빨개지는 분들은 좀 더 조심해야 한다.

저녁 식사는 뷔페가 될 수도 있고, 음식을 각자 시켜야 할 수도 있다. 직접 시켜야 할 때는 눈치를 잘 보고 너무 비싼 음식을 시키거나 너무 많이 먹는 것에 주의해야 한다. 즉 튀지 말아야 한다. 예를 들어 다들 디저트를 안 먹는 분위기인데 혼자만 시켜 먹거나, 혼자만 바닷가재 특별 요리를 주문하는 경우가 그렇다. 물론 주최 측에서는 "아무거나 원하는 음식을 시키세요"라고 하겠지만 눈치껏 대응하자. 대부분 중간 가격의 애피타이저 하나, 주메뉴 하나 정도로 시키면 된다. 물론 기본적인 식사 예절을 잘 지켜야 한다. 입에 음식을 넣고 침 튀기면서 이야기해선 안 된다. 내가 7년 동안 인터뷰를 진행하면서 놀랍게도 이런 기본적인 예절도 지키지 않는 지원자들을 생각보다 많이 볼 수 있었다.

2. 인터뷰 전날 점검 사항

인터뷰 전에 미리 점검해야 할 것들이 있다. 먼저 입 냄새 제거 캔디를 챙기자. 평소에 한식을 즐겨 찾는다면 이 캔디를 주머니에 꼭 넣어 가져가기를 권한다. 가급적 껌 말고, 입에서 녹는 민트 캔디 등은 미국 슈퍼마켓에도 많으니 그중 한 가지를 준비하면 좋다. 인터뷰 당일 아침에는 김치찌개나 한식을 먹지 말고, 담배를 피운다면 특히 조심해야 한다. 흡연자임을 들키면 무척이나 불리해질 수 있다. 나는 지금까지 미국에서 담배 피우는 레지던트는 본 적이 없다.

두 번째로 검은색 폴더와 펜을 준비하자. 미국에서 문구용품을 파는 스테이플스Staples나 오피스 디포Office Depo에 가면 인터뷰에 참석하는 이들을 위한 비닐가죽으로 된 검은색 폴더가 있으니 될 수 있으면 구매하기를 권한다. 이 검은색 폴더에 본인의 이력서Curriculum Vitae, CV와 영문 논문, 레지던트 신청서 사본 등을 항상 복사해서 넣고 다니면 좋다. 또 보통은 인터뷰장에서 필기구를 주지만 본인용으로 반드시 챙겨가도록 하자.

세 번째로 복장을 점검하자. 복장은 주로 검정이나 남색 같은 어두운색으로 입으면 된다. 노란색이나 빨간색 등 튀는 색깔은 그리 권하지 않는다. 남성들은 주로 검은색 양복을 입고 하얀 와이셔츠에 무난한 넥타이(남색 계열), 검정 양말, 검정 구두를 신으면 문제가 없다. 와이셔츠나 넥타이까지 검은색으로 하면 장례식 복장이니 주의해야 한다. 아주 튀는 분홍색이나 오렌지색 계열의 와이셔츠 등은 절대로 안 된다. 여성도 검정 정장을 기본으로 하고 블라우스나 핀 등으로 포인트를 주면 좋다. 하얀색 양말은 신지 말고 검정 혹은 어두운색 양말을 신어야 한다. (한 번은 어떤 지원자가 흰 양말을 신고 왔는데 인터뷰가 끝나고 열린 회의에서 모든 교수가 그 양말을 언급했다.) 정장은 전날에 상태를 점검해서 호텔에 있는 다리미로 구김을 싹싹 문질러 다려주자.

네 번째로 구둣솔을 준비하자. 내 경험상 여러 곳에 인터뷰하러 다니다 보면 이동 과정에서 간혹 구두가 더러워진다. 특히 눈이 오는 동부나 중부 지역은 호텔에서 병원으로 가는 동안 진흙탕을 경험할 수 있으니 휴대용 구두 왁스도 사서 인터뷰 가기 전에 문지르면 좋다. 미국의 웬만한 약국이나 슈퍼마켓에서 2~3불이면 살 수 있다.

다섯 번째로 질문할 내용을 검색해두자. 어떤 질문을 할지 미리 답변을 준비해둬야 한다. 나는 인터뷰 전날 저녁에 인터넷으로 내일 인터뷰할 대학의 교수가 어떤 논문을 작성했는지 펍메드Pubmed로 검색해서 질문거리를 찾곤 했다. 비록 어떤 교수와 인터뷰를 할지는 미리 알지 못하지만 본인이 인터뷰할 과에 있는 유명한 교수, 특히 과장이나 프로그램 디렉터들의 이력을 미리 알아보고 관련 질문을 생각해두는 적극적인 자세가 필요하다. 그래야 질문에 답만 하는 소극적인 인터뷰가 아닌, 상호 간 대화가 이루어지는 인터뷰를 할 수 있다. 앞에서 이야기한 레지던시 프로그램에 관한 질문도 준비해두면 좋다.

여섯 번째로 사회적 이슈 및 윤리적 논란들을 알아두자. 현재 미국 사회의 이슈, 미국 의료정책의 문제점, 인터뷰하는 도시나 주의 현재 스포츠 정세 등과 관련해서 최소한 1~2분 정도 이야기할 거리를 미리 준비해가면 간혹 처음 인터뷰에 들어가서 생길 수 있는 어색함을 무마할 수 있다. 그리고 어떤 사회적·윤리적 문제에 대한 본인의 의견을 불시에 질문받을 수도 있다. 내가 인터뷰에 참석했을 때는 윤리적인 문제를 겪은 시기가 언제였고 그 어려움을 어떻게 이겨냈는지 2분간 생각하고 이야기해보라는 질문을 받았다. 너무 갑작스러운 질문이라서 어떻게 대답해야 할지 난감했던 기억이 있다.

마지막으로 본인이 쓴 지원서 내용을 검토해두자. 지원서 내용은 반드시 사실대로 적어야 한다. 예를 들어 바이올린이 취미라고 썼다면 정말로 바이올린을 연주할 수 있어야 한다. 내 친구가 실제로 바이올린이 취미라고 썼는데, 인터뷰를 갔더니 그곳에 바이올린이 놓여 있었고 직접 연주해보라고 했다고 한다. 이때 바이올린을 연주하지 못하면 신뢰성에 큰 타격을 입게 된다. 특히 제2외국어를 한다고 지원서에 작성할 때도 반드시 사실대로 적어야 한다. 논문이나 연구 경력이 있으면 각 연구별로 1~2분간 그 목적과 결과를 요약해서 이야기할 수 있어야 한다. 간결하고 이해하기 쉽게 설명하는 것이 좋다.

3. 인터뷰할 때 주의할 점들

인터뷰에서는 자신의 단점을 이야기하라는 질문을 많이 받는다. 그렇다고 대놓고 나의 단점을 모두 이야기해선 안 된다. 예를 들어 영어가 부족하다, 우울증이 있다, 담배를 피운다, 게임을 많이 한다 등과 같은 대답은 마이너스가 될 수 있다. 거짓말하라는 것은 아니지만, 단점을 이야기할 때 납득할 만하고 이야기해도 무리가 없는 점을 말하고 단점을 극복할 해결책까지 말하면 된다. 나는 이런 단점이 있지만 이러이러한 과정을 통해서 좀 더 나은 방향으로 발전할 것이다, 라는 뉘앙스로 풀어나가야 한다.

당연하지만 인터뷰 때는 지각을 해선 안 된다. 시차에 문제가 있으면 알람시계를 2~3개 가지고 다니더라도 늦지 않도록 하자. 만약 지각하게 되면 사실대로 어떤 일이 있었다고 이야기해야 한다. 한 번은 내가 아침 8시 인터뷰여서 7시 15분에 택시를 불렀는데, 택시가 7시 45분에 도착해서 결국 7시 59분에 인터뷰 장소에 도착한 적이 있다. 이처럼 출퇴근 시간이 겹쳐서 차가 막히는 경우가 아주 많으니 미리미리 충분한 시간을 가지고 여유롭게 준비해야 한다.

인터뷰에서 자화자찬하는 건 금물이다. 외국에서 의대를 나온 지원자들은 대부분 그렇지 않지만, 간혹 잘난 척을 하는 지원자들을 보는데 전혀 도움이 안 된다. 한 예로, "솔직히 내가 레지던트 지원에서 떨어질 수 있다고 생각해본 적이 없고, 내가 왜 이 병원에 와야 하는지 그 이유를 알려 달라"고 말하는 지원자들이 있다.

필요 이상의 솔직함도 주의해야 한다. 인터뷰하는 곳이 본인이 원하는 곳이 아닐 수도 있다. 그렇다고 인터뷰가 끝나기 전에 필요 이상으로 관심이 없다는 이야기를 간접적으로나마 할 필요는 없다. 인터뷰도 하나의 게임이기에 본인의 패를 다 보이지 말고 최선을 다해서 임해야 한다. 미국은 레지던트 지원이 매치로 결정되기에 인터뷰한 모든 병원을 랭크 오더에 올리면 원하지 않는 곳에 매치될 수도 있다. 랭크 오더에 올리지 않을 거라면 상관없지만, 그렇지 않다면 후회할 발언은 하지 않는 것이 좋다.

마지막으로 인터뷰 후 평가에 주의하자. 프로그램 대부분에서 인터뷰가 끝나면 지원자에게 평가서를 나눠주고 인터뷰가 어땠는지 직접 평가하게 한다. 이름을 쓰지 않는 무기명이라고 해도 솔직한 것은 좋지만 이유 없는 부정적인 평가는 적지 않는 것이 좋다. 누가 썼는지 어렵지 않게 알 수 있다고들 한다.

다음은 내가 모든 인터뷰를 끝내고 블로그에 썼던 글의 일부를 발췌한 것이다.

> 인터뷰는 대부분 아침 8시에 시작해서 한 교수당 20~30분씩 심층 인터뷰를 한 뒤 오후 4시가 되어야 끝나곤 했다. 인터뷰를 대비해서 스탠퍼드대학병원에서 레지던트를 하는 친구와 지도교수와 함께 모의

인터뷰 연습을 7차례나 했지만 첫 인터뷰는 정말로 떨렸다. 수차례 진행한 모의 인터뷰가 도움이 많이 됐지만 인터뷰는 결코 쉽지 않았다. 예상하지 못한 질문 역시 마구 퍼부어졌다. "지금까지 팀원으로 일할 때 문제가 있었던 적은 언제였고, 어떻게 리더십을 발휘해서 해결했는지 말해보아라", "만약 윗연차 레지던트와 의견 충돌이 있으면 어떻게 해결할 것이며, 다른 레지던트들이 너를 싫어하면 어떻게 대처하겠는가?", "너의 향후 5년, 10년, 20년 계획에 대해 각각 이야기해보아라" 등등….

북동부에 있는 한 대학의 이비인후과 인터뷰는 각 교수당 시간제한이 없었다. 중부에 있는 병원에서는 작은 농구공 3개를 주고 내가 몇 개를 통 안에 집어넣는지 숫자를 세기도 했다. 인터뷰하면서 순간순간을 즐기려고 노력했고 어느 순간부터는 정말 그랬다. 내가 이번 기회가 아니면 이런 유명한 대학교수들과 어떻게 독대를 할 수 있으며, 악수라도 할 수 있겠는가? 이렇게 생각하니 긴장도 사라지고 질문도 자연스럽게 할 수 있었다. 몇몇 교수들과는 끝나는 시간이 아쉬울 정도로 인터뷰가 재미있었다.

스탠퍼드대학교의 인터뷰 역시 잊을 수 없다. 올해 스탠퍼드대학교 이비인후과는 미국 전역에서 400여 명의 의대생이 지원해서 그중 28명을 인터뷰했다. 인터뷰 초청을 받은 것만으로도 큰 영광이었다. 이틀에 걸쳐서 하루에 15명씩 인터뷰를 했고, 나는 둘째 날인 1월 14일에 인터뷰 스케줄을 잡았다. 인터뷰 당일에는 작은 실수라도 해선 안 되기에 너무도 떨렸다. 새벽 5시에 일어나서 양복과 와이셔츠를 다리미로 다시 다리고 구두도 닦았다. 그리고 뽑아놓은 50여 가지의 예상 질문을 다시 한번 리뷰하고, 지금까지 쓴 논문을 모두 요약해서 외우는 등 너무 많은 준비를 하다가 인터뷰에 지각할 뻔했다. 아침 8시부터 시작된 인터뷰는 오후 5시가 되어서야 끝났다. 인터뷰가 끝나고 집으로 돌아오니 육체적으로도 정신적으로도 완전히 지쳐서 바로 침대로 몸을 던졌다.

●

6장.
초기 정착 과정에서 필요한 소소한 정보

강현석

입국 심사 과정

비자를 받았다고 해서 입국이 보장되지는 않는다. 여권에 찍힌 비자 외에도 자신의 신분을 증명해줄 서류(J-1; DS-2019, H-1B; I-797A 등)를 가지고 있어야 한다. 비행기에서 내려 입국장으로 들어가면 시민권자, 영주권자 외에 외국인들이 서는 줄이 있는데(일부 공항에선 영주권자도 외국인 줄에 세운다) 외국인 줄에 서서 기다리다가 차례가 되면 입국심사관에게 입국 비자를 보여준다. 입국심사관은 다른 서류들을 요청하고 직업을 물어볼 것이다. 나의 개인적인 경험으로는 보통 '의사'라고 하면 갑자기 분위기가 화기애애해지면서 별 어려움 없이 통과시켜주곤 했다. 예전에는 입국심사 시 입국심사관이 여권에 도장을 찍고 I-94라는 서류를 주었다. 이는 나중에 체류 신분을 증명할 수 있는 중요한 서류로, 미국에서 사회보장번호Social Security Number를 받거나 운전면허를 받을 때 꼭 필요하다. 현재 이 양식은 전자서류 형태로 보관되며 온라인으로 정보를 열람할 수 있다. 입국 심사를 할 때 세관신고서 양식도 미리 작성해야 하고 일부 공항에서는 전자 단말기로 정보를 입력할 수 있게 되어 있다.

한국인은 자동출입국심사GE; Global Entry를 신청할 자격이 있다. 자동출입국심사는 미국 국무부의 '신원이 확인된 여행자 프로그램Trusted Traveler Program' 중 하나로, 미국 입국 절차를 신분증과 지문 스캔을 기반으로 간소화한 서비스다. 또 TSA 프리체크 혜택이 포함되어 있어서 미국 국내선 비행기 탑승 시 보안검색도 간소하게 받을 수 있다. 한국에 빈번하게 다니거나 국내선 비행기를 자주 이용한다면 고려해볼 만한 서비스다. 온라인으로 신청서를 작성하고 수수료를 낸 후 인터뷰를 거치면 등록이 완료된다.

집 구하기

일부 병원에선 병원 내 숙소나 아파트를 제공해주기도 하지만 대부분은 레지던트 본인이 알아서 거처를 구해야 한다. 수련 기간이 끝나면 어디에서 살게 될지 불확실하기에 집을 구입하기보다 임대주택을 찾는 이들이 많다.

미국에서 'apartments'라고 하는 주거 형태는 한국의 아파트와 달리 전부 임대주택이다. 아파트는 월세 개념으로 운영되며 따로 내야 할 관리비는 없지만 인터넷이나 전기 및 수도 요금은 임차인이 직접 내는 경우가 많다. 미국에서는 우리가 흔히 콘도라고 부르는 'condominium'이 한국의 아파트와 개념적으로 가깝다. 콘도는 개인이 개별 유닛을 소유하고 있으며 관리비를 집주인이 납부한다. 이때도 인터넷, 전기 및 수도요금은 임차인이 내는 경우가 많다. 임대 가능한 콘도는 Zillow와 같은 미국 부동산 웹사이트에서 정보를 얻을 수 있다. 단독주택도 경우에 따라 집주인으로부터 임대가 가능하다. 보통 큰 회사들에는 표준계약서가 있어서 큰 문제가 생기는 일은 잘 없지만, 개인에게 집을 빌릴 때는 집 상태를 확인하고 계약서를 작성할 때 꼼꼼히 살펴볼 필요가 있다. 집주인에게 보증금을 떼이는 일이 생각보다 종종 발생하기 때문이다. 변호사를 통해 계약서를 검토하는 방법도 고려해보기를 권한다.

수련을 시작할 무렵에는 병원 가까이에 사는 것이 좋지만, 대도시에 있는 병원 주변에는 우범지대가 많으니 꼭 현지인들에게 정보를 얻도록 하자. 자녀가 있다면 학군도 눈여겨봐야 한다. 미국의 공립학교들은 집 주소에 따라 지정되는데 지방자치단체별로 학교의 재정 사정이나 수준이 천차만별이다. 보통 학군이 좋은 지역은 집값도 비싸지만 월세도 비싸다. 집을 임대할 때 미국 내에서 그동안의 신용 정보가 없다면 어려움이 있을 수 있다. 신용 정보를 요구하는 아파트나 집주인들이 있기 때문이다. 따라서 외국인으로 집을 처음 빌릴 때는 학교나 병원이 소유하고 있거나 특정 관계가 있는 곳을 이용하는 것이 좋다. 병원의 수련 코디네이터에게 주택 관련 정보를 요청하는 것도 도움이 된다. 임대가 아닌 매매도 가능하지만, 그 도시와 주변 지역을 잘 알지 못한다면 처음부터 집을 사는 것은 권하지 않는다. 살 때도 각종 세금과 수수료가 발생하지만, 팔 때는 주택요금의 약 5%를 중개 수수료로 내야 해서 자칫 손해를 볼 가능성이 크다.

미국에서 신분증 만들기

미국에는 한국의 주민등록증에 해당하는 신분증이 없다. 여권이 신분증 역할도 하지만 아무래도 운전하지 않고는 살기 어려운 지역이 많아서 거주하는 주의 운전면허증을 받는 것이 좋다. 운전면허증을 받기 위해서는 일반적으로 거주지를 증명하는 서류(임대계약서, 공과금 청구서, 정부 기관에서 온 서신 등)와 신분을 증명하는 서류(여권, 출생증명서 등)가 필요하다. 구체적인 구비 서류 요건은 주마다 다를 수 있으니 거주하는 주의 운전면허국에 알아보자. 운전면허는 필기시험과 실기시험을 거쳐야 받을 수 있는데, 일부 주에서는 한국운전면허증과 교환하는 조건으로 실기시험을 면제해주기도 한다. 2020년 5월 기준으로 23개 주에서 한국운전면허증을 가지고 가면 실기시험을 면제해주니 참조하자.* 다른 서류들은 모두 잘 준비해가야 한다.

미국에서 일하고 세금을 내기 위해서는 사회보장번호를 받아야 한다. 비이민 비자 소지자가 사회보장번호를 받기 위해서는 사회보장국 사무실을 직접 방문해야 하며, 나이를 증명할 수 있는 서류(여권)와 합법적 체류 신분임을 증명할 수 있는 서류 (I-94 또는 J-1 비자 소지자는 DS-2019도 필요)를 지참해야 한다. 신청하고 일정 시간이 지나면 사회보장카드Social security card가 집으로 배송된다.

최근 미국 국토안보부는 비행기 탑승 전 신분을 확인할 때, 리얼 아이디Real ID라는 새로운 신분증만을 받아들이도록 규정했다. 현재 몇몇 주는 경과 조치로 시행을 유예받았지만, 2020년 10월부터는 필수적으로 리얼 아이디를 지참해야만 비행기 탑승과 신분 확인이 필요한 연방정부 시설 출입이 가능하도록 바뀔 예정이다. 운전면허를 받으려면 사회보장카드와 유효한 비자가 필요하다. 사회보장카드 없이 운전면허를 신청하면 'federal purpose'로 사용할 수 없다는 문구가 찍힌 운전면허증을 받게 된다. 이때도 여권을 지참하면 비행기 탑승은 가능하다.

• 루이지애나주, 매사추세츠주, 메릴랜드주, 미시간주, 버지니아주, 사우스캐롤라이나주, 애리조나주, 아이다호주, 아이오와주, 아칸소주, 앨라배마주, 워싱턴주, 웨스트버지니아주, 위스콘신주, 오리건주, 오클라호마주, 조지아주, 콜로라도주, 테네시주, 텍사스주, 펜실베이니아주, 플로리다주, 하와이주

은행 거래 시작하기

미국에 처음 오면 신용기록이 존재하지 않기 때문에 신용카드와 같이 신용을 바탕으로 하는 계좌는 만들기 어렵다. 미국 은행들은 대부분 입출금 계좌checking account에도 유지 수수료를 받아서 다달이 일정 비용을 떼어간다. 하지만 잘 찾아보면 유지 수수료가 없는 계좌를 만들어주는 은행도 있고, 월급을 바로 입금하면direct deposit 수수료를 면제해주는 은행도 많다. 또 계좌를 개설할 때 현금 보너스를 주기도 하니 은행별로 비교해보고 계좌를 열면 된다. 보통 학교나 병원 근처에 있는 지점에서는 외국인 고객이 많아 상대적으로 거래를 트기 쉽다고 한다.

입출금 계좌를 개설하면 직불카드를 만들어준다. 계좌에 있는 금액은 신용카드 가맹점에서 자유롭게 쓸 수 있다. 하지만 직불카드를 쓴다고 신용점수가 쌓이진 않는다. 미국에서 거래를 하기 위해서는 일정 수준 이상의 신용점수가 꼭 필요하므로 신용기록을 만드는 것이 매우 중요하다. 일반적인 신용카드는 신용기록 없이 만들기 어렵지만, 맡겨놓은 금액 한도 내에서 쓸 수 있는 신용카드인 시큐어드 카드Secured credit card를 만들어 사용하고 잘 갚으면 신용점수가 높아지고 일정 시간이 지나면 예치금도 돌려준다. 단, 시큐어드 카드가 일반적인 신용카드로 바뀔 때 처음 정해놓은 한도 근처에서 신용카드 한도를 부여받으니 여력이 된다면 어느 정도의 예치금을 넣어두는 게 좋다. 미국에서 신용을 결정하는 또 다른 요소는 가장 오래된 크레디트 라인credit line, 신용한도 이력이다. 다시 말해서 가장 먼저 만든 신용카드를 없애면 신용이력 credit history 자체가 짧아져서 신용점수가 하락한다. 그러니 처음 만드는 신용카드는 믿을 만한 기관에서 만들고 되도록 없애지 않는 편이 좋다.

신용카드는 은행에서 발급해주더라도 별개 계좌로 취급된다. 본인이 특별히 자동이체 등록을 해놓지 않는 이상 예금 계좌에서 신용카드 대금을 인출해가진 않는다. 그러나 기일 내에 갚지 않으면 연체료와 이자가 붙기 때문에 신경 써서 납부 기한에 맞춰 수표를 보내거나 인터넷으로 대금 납부를 해야 한다.

자동차 구매하기

지역에 따라 다르지만 미국은 자동차 없이 살기 어렵다. 자동차를 현금으로 구매할 수도 있지만 대부분은 할부나 리스를 이용한다. 신용기록이 없으면 할부 융자를 받을 때 이자율이 많이 높아진다. 하지만 나중에 집을 살 때 주택 융자를 받아야 한다면, 그때를 대비해서 자동차 할부금을 잘 갚아나가는 것이 신용점수가 높아지는 데 도움이 될 수 있다.

직영 판매점에서 전시된 자동차를 보고 구매하면 나중에 차를 인도받게 되는 한국의 시스템과 달리, 미국에서는 대리점 개념의 딜러들이 차를 미리 가져다 놓고 그 자리에서 판매하는 경우가 많아 자신이 원하는 사양의 자동차가 없을 수도 있다. 딜러를 통해 주문하는 것도 가능하지만 가격 협상에서 불리해질 가능성이 크다. 딜러들은 자동차 회사에서 차를 인수해와 마진을 붙여 판매하는데, 매출 압박이 높으면 출혈 판매도 마다하지 않기도 하니 최대한 협상해보자. 딜러를 만나러 가기 전에 미리 여러 딜러에게 견적을 요청하고 온라인으로 가장 저렴한 융자 조건도 알고 가면 협상에 도움이 된다. 코스트코 같은 곳에서는 회원들을 상대로 미리 협상한 가격으로 자동차를 구매할 수 있는 딜러들을 알선해주기도 한다.

신차를 살 때 또 한 가지 주의할 점이 있다. 힘들게 가격 협상을 마친 다음에도 딜러들이 추가 워런티나 자동차 관리(오일 교환 등) 쿠폰 등의 옵션을 감언이설로 꼬드겨 판매하는 경우가 많다는 것이다. 그런 옵션들이 이득이 될 수도 있겠지만 미리 잘 찾아봐서 자신에게 필요할지 아닐지 확인해두고 가는 편이 좋다.

신차는 구매하지 않고 리스할 수도 있다. 딜러로서도 리스와 판매가 크게 차이가 없으니 일단 구매 가격으로 협상하고 리스 후 인수 가격을 협상하는 것이 좋은 전략이라고 한다. 딜러들은 주로 한 달에 내야 하는 지불금만 가지고 협상하려고 하는데, 거기서 거꾸로 차량 가격을 계산해보면 바가지를 씌우려고 하는 경우가 많음을 알 수 있으니 정신 바짝 차릴 필요가 있다.

신차를 구매하는 것이 부담스럽다면 중고차를 사는 것도 방법이다. 미국에서 중고차 시장은 상당히 활성화되어 있고, 'certified used car'라는 어느 정도 보증된 중고차들도 존재한다. 자동차

생산 회사들이 중고차 중 일부에 보증을 붙여서 판매하는 방식인데, 중고차임에도 생산 회사의 보증이 따라오므로 신차의 장점도 어느 정도 누릴 수 있다. 융자는 중고 자동차를 구매할 때도 가능하지만, 이자율 등 융자 조건은 신차 융자보다 좋지 않다. 카맥스Carmax와 같은 대형 중고차 중개 서비스도 있고, 카바나Carvana 같은 온라인 중고차 판매 사이트도 있다.

대부분의 주에선 자동차를 구매하기 전, 미리 자동차보험에 가입해놓을 것을 요구한다. 일부 보험사에서는 한국에서의 운전 경력을 인정해주기도 하니 미리 알아보고 영문으로 된 운전경력증명서를 발부받아서 가져가도록 하자. 보험사는 여러 군데 있고 사는 곳에 따라 가입할 수 있는 보험사가 달라지기도 한다. 미국은 한국과 달리 보험중개인이 여러 보험사의 상품을 취급할 수 있으니 중개인과 전화 통화하면서 가장 유리한 보험을 찾거나, 인터넷으로 여러 보험사에 견적을 받아서 가장 좋은 조건을 고를 수도 있다. 보험증서가 최종적으로 발부되기 전까지는 보험료나 조건이 변할 수도 있음을 유념하면서 본인에게 유리한 보험을 고르면 된다. 주택임차인보험과 같이 여러 보험을 한꺼번에 들면 할인해주기도 한다.

대중교통이 활성화된 대도시로 가면 굳이 자동차를 구매하지 않고 집카Zipcar와 같은 카셰어링 서비스를 이용하거나, 우버나 리프트 등의 승차공유 서비스를 이용할 수도 있다. 집카는 연회비를 내고 매번 이용할 때마다 시간당 요금을 내는 자동차 렌트 서비스다. 주거지나 직장 근처에 집카가 세워진 곳이 있다면 필요할 때만 렌터카처럼 이용할 수 있어서 자동차를 구매하고 주차장 사용료를 지불하는 것보다 저렴할 수 있다.

가구와 세간살이 구하기

한국에서 오는 방문연구원이나 교환교수가 많은 지역에는 세간살이 전체를 인수하는 방식으로 중고생활용품을 구매할 수도 있으나 일부 지역에서만 가능한 방법이다. 일반적으로는 미국에 활성화되어 있는 온라인 쇼핑사이트를 이용하여 구매한다. 가구는 유학생들이 많이 사용하는 이케아IKEA 같은 곳에서 비교적 저렴하게 구할 수 있다. 이케아나 온라인에서 구매하는 가구들은 대부분 직접 조립해야 해서 전동공구세트 정도는 집에 갖춰놓는 것이 좋다. 또 미국은 인건비가 비싸서 집에 사소한 것들이 고장 나면 스스로 해결해야 하는 경우가 많은데 그럴 때 공구를 갖춰놓으면 도움이 된다. (물론 아파트 같은 곳에서는 관리회사에 얘기하면 잘 해결해준다.) 세간살이나 생활용품 등을 저렴하게 구입하려면 티제이맥스TJ Maxx나 노드스트롬랙Nordstrom Rack 같은 재고상품 전문 판매 매장을 이용할 수도 있다. 크랙리스트Craigslist 같은 중고거래 사이트에서도 간단하게 생활에 필요한 가구나 집기류 등을 살 수 있지만, 미국은 총기 소지가 자유로운 나라임을 기억하고 직거래 시 안전에 유의할 필요가 있다.

인터넷과 전화 개설하기

미국에는 주소에 따라 신청할 수 있는 인터넷 서비스가 한정된 곳이 많다. 먼저 자신의 주소로 어느 회사 서비스를 이용할 수 있는지를 확인하자. 케이블 TV 망을 사용하는 인터넷이 가장 일반적이고, 한국에서는 사라진 전화선을 사용하는 DSL 서비스도 아직 남아 있다. 광케이블을 사용한 인터넷 서비스는 최근 대도시를 중심으로 서서히 보급 범위를 넓혀가고 있지만, 미국 전역에서 보면 아직은 케이블 TV 망이 가장 보편적이다. 따라서 한국의 인터넷 속도를 기대한다면 느린 속도와 잦은 장애로 답답함을 느끼게 될 수 있다.

대부분의 인터넷 서비스 회사들은 TV와 전화 서비스를 묶어서 번들로 제공한다. 처음 가입할 때 보너스를 주거나 할인해주는 프로모션이 많으니 인터넷으로 검색해보고 가장 유리한 조건을 찾아보자. 복수의 인터넷 회사가 서비스하는 지역에서는 1~2년마다 회사를 바꿔가며 가입 보너스를 계속 받는 편법을 사용할 수도 있다.

무선전화는 크게 Verizon wireless, AT&T, T mobile, Sprint 등의 메이저 회사들과, 기존의 네트워크를 이용하는 우리나라 알뜰폰 개념의 MVNO 회사들이 있다. 통화 품질은 지역에 따라 조금씩 차이가 있으니 자신이 사는 지역이나 병원을 기준으로 어느 회사가 유리한지 미리 확인하자. 특히 병원에서는 주변 타워의 위치에 따라 신호가 잡히는 회사가 한정된 경우도 종종 있다.

알뜰폰은 어떤 메이저 회사의 네트워크를 사용하는지 미리 잘 알아보고 가입해야 한다. 일반적으로 Verizon wireless와 AT&T의 네트워크가 잘 되어 있는 편이다.

공과금 내기

전기요금이나 수도요금, 가스요금 등은 아파트 렌트비에 포함되는 경우가 많지만 임대 조건에 따라 따로 내야 할 수도 있다. 마스터 계좌가 이미 개설되어 있어서 사용한 만큼 지불해야 할 수도 있고, 직접 전화를 걸어서 자신의 이름으로 새로운 계좌를 개설해야 할 수도 있다. 요즘은 대부분 인터넷으로 정해진 날짜에 요금을 낼 수 있는 옵션을 마련해놓았지만, 그럴 경우 보통 'Convenience fee'라고 하는 수수료를 조금 더 받는다. 수수료를 내지 않으려면 수표를 써서 납부처로 보내면 된다. 하지만 바쁜 생활을 하다 보면 생각보다 이 날짜를 놓치게 될 때가 많아서 웬만하면 수수료를 조금 더 내더라도 자동납부를 하는 것이 나을 수 있다.

생소한 팁 문화 알기

한국과 달리 미국에서는 서비스 가격 외에도 '팁'을 지불하는 것이 관행처럼 굳어져 있다. 대표적으로 패스트푸드점을 제외한 웨이터 또는 웨이트리스가 있는 식당, 택시 등에서는 세전 가격 기준으로 15~20% 정도의 팁을 더해주는 것이 규율처럼 되어 있다. 그래서 책정된 정가만 지불하면 왜 팁을 주지 않느냐는 항의를 받기도 하고, 자칫 더 험한 일을 당할 수도 있다. 어떤 상황에서 팁을 주어야 하느냐 마느냐는 미국인들 사이에서도 논란거리다. 레딧Reddit 같은 온라인 커뮤니티에서는 특정 상황에 대해 네티즌들끼리 갑론을박하는 모습을 종종 볼 수 있다. 예를 들어 인터넷 케이블을 설치하러 오거나 물건을 배달하러 올 때는 팁을 주지 않는다는 사람들이 많지만 경우에 따라 주기도 한다. 패스트푸드점에서도 팁을 지불하지 않는 것이 일반적인데 팁을 받는 통이 따로 있거나 계산하면서 팁을 지불할 수 있는 옵션을 주기 때문에 줘야 하나 헷갈릴 수 있다. 그럴 때는 꿋꿋이 0%를 누르면 된다.

식당에서 현금으로 계산할 때는 먼저 현금을 주고 거스름돈을 받은 다음, 팁을 다시 테이블에 놓고 나가면 된다. 신용카드로 계산할 때는 팁 금액을 적는 공간이 있다. 칸에 원하는 액수의 팁을 쓰고 전체 액수를 다시 적은 뒤 사인하면 된다. 나중에 확인하기 위해 업소용 영수증merchant copy 외에 고객용 영수증customer copy에도 팁 액수를 적어두는 것이 좋다.

초기 정착금 준비하기

개인의 사정에 따라 다르겠지만 미국에서의 초기 정착금은 집을 빌릴 때 필요한 집세 보증금과 첫 월세 비용, 자동차 구매에 필요한 비용, 최소한의 가구와 생활용품 구매 비용, 첫 한 달 동안의 생활비 정도를 준비하면 되겠다. 월세를 대략 2,000달러 정도로 잡는다면 독신일 경우 8,000~10,000달러 정도를 준비하면 여유가 있을 것이다. 만약 아이나 배우자가 있다면 육아 비용이나 생활비를 조금 더 챙겨야 하며, 자동차가 필요하다면 자동차 구입비와 보험료 등 추가 지출을 감안해야 한다. 병원에 따라 다르지만 급여는 격주나 한 달에 한 번 지급되므로 일하기 시작한 후 어느 정도의 시간이 지나야 첫 급여를 받게 된다. 그러니 첫 월급 때까지 생활할 수 있을 정도의 자금을 준비하는 것이 좋다.

조세 부담은 어느 정도일까?

미국에서는 보통 연방정부, 주정부, 시정부가 소득세를 각각 부과한다. 소득세를 걷지 않는 주도 있지만, 그럴 때는 세원을 보전하기 위해 재산세율이 높을 수 있다. 소득세 외에도 메디케어Medicare 및 사회보장세Social security tax가 의무적으로 부과된다. 레지던트의 소득 범위에서는 보통 세율이 높게 적용되지 않기 때문에 나중에 환급받을 확률이 높다. 세금 보고는 세법상 거주자resident인지 또는 비거주자non-resident인지에 따라 다른데, 사람들이 흔히 쓰는 터보택스TurboTax와 같은 웹사이트는 세법상 거주자만 사용할 수 있다. H-1B 비자로 미국에 오면 첫해부터 거주자로 간주되기 때문에 이런 소프트웨어를 쓰는 데 아무런 문제가 없다. J-1 비자는 비거주자로 취급될 수 있으니 세무사나 회계사와 상의해볼 필요가 있다.

사회보장세와 메디케어 비용을 일정 기간 내고 정해진 수준 이상의 신용을 쌓으면 은퇴 이후 연금과 의료보험 혜택을 받을 수 있다. 이런 혜택은 65세 이후에 받을 수 있는데 68세까지 미루면 받는 연금의 액수가 조금 올라간다. 현재 기준으로 최고 연금액은 한 달에 3,000달러에 조금 못 미치지만, 이는 10년 정도만 세금을 납부하면 받을 수 있는 혜택이고 미국 밖에서 살게 되더라도 받을 수 있으니 매년 본인의 사회보장명세서Social security statement를 잘 챙겨두면 좋다.

그 밖에 적응에 필요한 팁

미국에는 근무시간 제한이 있다는 사실을 꼭 기억하자. 열심히 일한다고 근무시간 제한을 넘겨도 아무도 안 알아준다. 오히려 효율적으로 일하지 못한다는 소리를 들을 가능성이 크다. 병원 시스템도 한국과 소소하게 다른 부분이 많은데, 모르는 것은 그때그때 물어보는 적극성도 필요하다. 미국에서는 가만히 있으면 모르는 것으로 취급한다. 열심히 아는 체하고, 대화를 통해 배우는 방법을 익힐 필요가 있다.

일을 시작하기 전이나 직후, 병원이나 레지던시 프로그램 차원에서 오리엔테이션 및 소셜믹서와 같은 프로그램들이 열릴 것이다. 이런 행사에 적극 참석하길 권한다. 같이 수련받을 사람들과 친해질 기회이기도 하고 일하는 데 꼭 필요한 정보를 배울 기회가 되기도 한다. 연말이나 졸업 시즌에도 각종 파티가 열린다. 파티에 참석해서 모르는 사람과 영어로 이야기 나눈다는 것이 스트레스로 다가올 수도 있지만, 그럼에도 불구하고 최소한 첫 몇 년 동안은 모임에 활발히 참석하면서 분위기를 익혀두면 도움이 될 것이다. 처음에는 언어 때문에 바보 취급을 받는 것 같아 속상할 때도 있겠지만 절치부심하면서 실력을 쌓다 보면 언젠가는 인정받을 날이 올 것이다. 설령 아무리 말을 청산유수같이 잘하는 동료가 있어도 너무 주눅 들지 말자. 그들도 잘 알지 못하면서 말로만 늘어놓는 것일 수도 있다. 자신감을 가지고 열심히 노력하다 보면 미국에서 성공적으로 수련 과정을 마칠 수 있을 것이다.

2부

레지던트 시절과 전문의 취득 이후

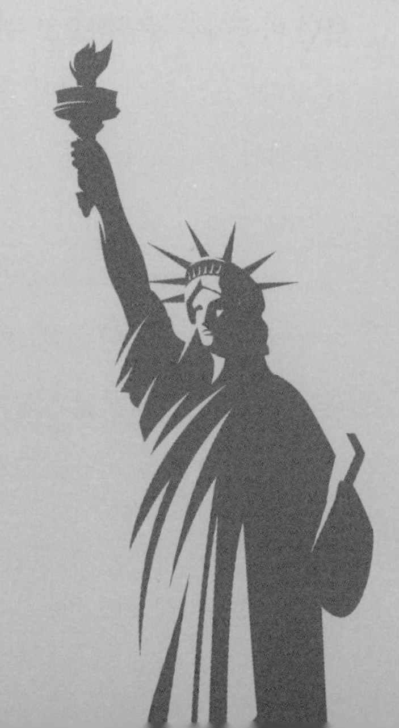

7장.

미국 레지던트 수련 시스템

전혜영

과마다 다른 수련 기간

미국은 다양성을 자랑하는 국가답게 과마다 수련 기간이 참 다양하고 복잡하다. 심지어 같은 과 안에서도 다른 수련 형태가 존재한다. 수련 기간은 주로 3년에서 7년 안팎인데 한국과 많은 차이가 있다. 우선 인턴 수련이 필수적이지 않은 과와 필수적인 과로 구분해서 살펴보자.

인턴 수련이 필수적이지 않은 과를 '카테고리컬 포지션Categorical Position'이라고 하며, 의대 졸업 후 각 과에서 바로 수련을 시작할 수 있다. 가정의학과, 내과, 병리과, 소아청소년과, 산부인과, 일반외과, 응급의학과, 정신과 등이 여기에 속한다. 이 중 가정의학과, 내과, 소아청소년과는 총 수련 기간이 3년이고, 산부인과는 4년,

일반외과는 5년이다. 병리과는 프로그램에 따라 다르다. 내가 속한 응급의학과에는 3년짜리 프로그램과 4년짜리 프로그램이 혼재한다. 반면, 과 수련을 시작하기 전에 다른 과에서 최소 1년간 인턴 수련을 선행해야 하는 과를 '어드밴스드 포지션Advanced Position'이라고 한다. 해당하는 과로는 마취과, 방사선종양학과, 신경과, 안과, 예방의학과, 재활의학과, 진단영상의학과, 피부과 등이 있다. 이 중 예방의학과는 2년의 인턴 수련 기간이 필요하며, 마취과를 비롯해 신경과, 안과, 재활의학과, 피부과는 3년의 수련 기간이, 방사선종양학과와 진단영상의학과는 4년의 수련 기간이 필요하다. 비뇨기과, 신경외과, 정형외과, 흉부외과, 성형외과 등의 외과 계열 수련은 카테고리컬로 5년에서 7년, 또는 일반외과 수련을 더해서 어드밴스드로 수련을 더 받게 되는 경우도 많다. 앞서 어드밴스드로 분류한 과 중에서도 같은 병원에서 인턴 자리를 연계하여 카테고리컬처럼 운영하는 프로그램들도 있다.

'인턴 수련'이라는 용어도 한국과 조금 차이가 있다. 미국에는 인턴이 두 종류가 있는데, 먼저 '트랜지셔널 이어Transitional Year'로 불리면서 한국 인턴처럼 특정 과 소속이 아닌 여러 과를 돌면서 경험을 쌓는 1년 과정이 있다. 또한 '프릴리미너리 이어Preliminary Year(줄여서 프릴림Prelim)'으로 불리면서 특정 과에 소속되어 그 과의 1년 차 역할을 하는 과정이 있는데, 쉽게 말해서 1년짜리 계약직이라고 보면 된다. 이는 특정 과에 소속되어 끝까지 수련을 마치고 그 과의 전문의가 되는 이들과는 달리 원래 본인이 하고 싶은 과 수련이 어드밴스드 프로그램인 이들을 위한 것인데, 카테고리컬 프로그램에 매치되지 못한 이들이 프릴림으로 1년간 일하면서 다음 단계를 모색하기도 한다. 이 프릴림 자리는 주로 내과와 외과에 많으며 소아청소년과, 산부인과, 정신과도 그 수는 훨씬 적지만 가능하다.

한국에 없는 '복합 레지던시Combined Residency'도 있다. 이는 2개 이상의 수련 과정을 통합한 과정으로 각 레지던시를 따로 하는 것보다 기간이 짧아 시간을 절약할 수 있는 장점이 있다. '내과+소아청소년과' 수련을 4년에 마치거나, '내과+정신과' 수련을 5년에, '정신과+신경과' 수련을 6년, '내과+응급의학과+중환자의학' 수련을 6년에 마치는 등 프로그램 조합이 다양하다. 복합 레지던시를 마치면 각 과의 전문의 시험을 볼 수 있는 자격이 주어진다. 한국 의대 졸업생 중에 '소아청소년과+정신과+소아청소년정신과' 수련을 5년에 걸쳐 마치고 트리플 보더Triple Boarder로서 현재 미국 유수의 대학병원에서 교수로 활동하는 분도 있다. 이러한 정보들은 FREIDAFellowship and Residency Electronic Interactive Database 또는 ACGME 기관의 웹사이트를 검색하면 가능한 조합과 어디에 어떤 프로그램이 있는지 등을 알 수 있다. 참고로 내과의 경우 리서치 트랙Research track이라는 이름으로 '레지던시+펠로' 복합 수련 프로그램을 운영하기도 한다. 종합 수련 기간은 각각을 따로 할 때와 같지만, 임상 수련 기간을 줄여줘서 실험실 리서치처럼 시간이 많이 드는 연구를 진행할 기회를 제공해준다.

레지던시 시스템

대부분의 레지던시 수련은 매치 시스템을 통해 정해지지만, 가끔 여러 가지 사정으로 인해 레지던트를 제때 시작하지 못했거나 수련을 받던 중 다른 프로그램으로 옮겨가는 이들로 공석이 생기기도 한다. 이런 경우 매치 시스템 외적으로 자리를 채우는데, 주로 주변의 추천이나 해당 과 학회 홈페이지 등에 올린 공지로 모집되니 영주권이 있는 지원자들은 이런 자리를 염두에 두는 것도 한 방법일 수 있다. 한 프로그램에서만 수련을 마쳐야 하는 것은 아니므로 개인적인 사정으로 수련 프로그램을 변경해야 하는 경우, 쉽지는 않지만 열심히 찾아보면 가능하다. 실제로 비자로 수련받으면서 원하는 레지던시로 변경하신 한국분들도 있다.

미국에서 레지던트는 1년 단위 계약직으로 매년 계약을 갱신해야 하며, 드물지만 수련을 마치지 못하고 중간에 해고되는 일도 생긴다. 내가 지금까지 보았던 사례들은 당사자가 의학적 지식이나 지적 능력이 부족해서 해고됐다기보다 주변 사람들과의 관계가 좋지 않아서 문제가 발생하는 경우가 많았다. 해고는 하루아침에 일어나는 것이 아니라 교정remediation과 보호관찰probation 등의 절차를 걸쳐서 이르게 된다. 외국 의대 졸업생들은 언어와 문화가 익숙하지 않아 오해를 사는 일이 초반에는 종종 발생하기도 하지만, 여러 가지 방법으로 본인의 능력을 증명할 기회가 있으니 너무 걱정하지 않아도 된다.

레지던시 커리큘럼은 주/월 단위로 짜는데, 1년 스케줄을 매

학년도Academic Year 시작 전에 계획하므로 휴가와 그 해의 대소사를 미리 계획해두면 좋다. 특히 한국과 달리 미국은 수련 중 출산 휴가가 따로 없다. 만약 주어진 휴가 기간보다 출산 휴가를 더 길게 쓰거나, 개인적인 사정으로 초과해 휴가를 사용하면 그만큼 졸업이 늦어진다.

레지던트의 의료행위medical practice는 주, 프로그램, 그리고 어텐딩마다 조금씩 차이가 있을 수 있지만 일반적으로 어텐딩과 상담해서 이루어진다. 뉴욕주는 의료소송이 발생했을 때 레지던트에게는 책임을 묻지 않기에(물론 여기에도 예외는 있지만) 레지던트 기간에는 모든 일 하나하나를 시니어 레지던트(2, 3년 차) 또는 어텐딩과 상의해서 결정해야 하며, 확실하지 않을 때는 꼭 물어봐서 확인한 후 행동하도록 하자.

매 로테이션이 끝나면 어텐딩과 펠로 등으로부터 평가를 받는다. 평가는 주로 서면으로 이루어지는데 레지던트 역시 어텐딩을 평가하므로 서로 긍정적인 발전을 할 수 있는 동기가 될 수 있다. 프로그램에 따라 '360도 평가'라고 해서 간호사, 테크니션, 비서들도 평가에 참여할 수도 있으니 여러 사람들과 두루두루 잘 지내는 것이 중요하다. 특별히 눈에 띄는 문제점이 발견되면 레지던트 수련담당 교수인 프로그램 디렉터와 면담하게 되며, 이런 일이 지속적으로 반복되면 앞서 말한 교정 및 보호관찰에 들어갈 수 있다.

레지던트는 1년에 한 번씩 인트레이닝 시험In-training exam을 치르게 된다. 모든 연차가 같은 시험을 보고 성적도 연차별로 나와서 전국의 같은 과, 같은 연차 중에서 본인이 어느 정도 위치에 있는지 알 수 있다. 언어와 문화 차이 등으로 오해를 사기 십상인 한국인들에게는 이 시험이 그간의 모든 오해를 무마시킬 좋은 기회가 될 수 있으니 열심히 준비해서 좋은 성적을 받도록 하자. 한국에서 수련받고 온 선생님들 중에서도 이 인트레이닝 시험에서 전국 수석에 가까운 성적을 얻은 분들이 있는 것으로 안다.

졸업 후 일정 기간 내에 해당 과의 자격시험board exams을 보아야 하는데(응급의학과는 졸업 후 5년 이내) 시험을 통과하면 자격을 갖춘board certified 상태가 되어 진정한 전문의가 된다. 보통 10년마다 재시험을 봐서 갱신해야 하지만, 응급의학과는 매년 시험을 봐서 CMEContinuing Medical Education를 채우는 방식으로 변경되었다.

개인적으로 미국과 한국 수련 시스템의 가장 큰 차이점을 꼽아보자면 '표준화'라고 생각한다. 미국에는 수련 프로그램을 관리하는 기관 ACGME가 존재하며, 모든 프로그램이 일정 기간마다 재인가를 받아야 한다는 규정을 지키지 않으면 인가가 취소되기도 하는 등 질 관리가 엄격하게 이루어지고 있기 때문이다. 한국에서 도미渡美를 준비하는 많은 분들이 어떤 프로그램이 좋은지 종종 묻는데, 미국의 어떤 프로그램에 들어가더라도 최소한의 교육의 질은 보장되므로 열린 마음을 가지고 지원하는 것이 좋다고 생각한다.

8장.

레지던트 생활의 실상(1)

조도연

레지던트는 계약직이다

미국에서 레지던트는 매년 병원(특히 레지던트 과의 과장)과 계약해야 하는 계약직이다. 계약하지 못하면 사표를 쓰고 병원을 나가야 하는데 이는 한국과 다른 큰 차이점 중 하나다. 나도 처음에는 레지던트만 합격하면 끝인 줄 알았지만 시간이 갈수록 산 넘어 산이었다. 한국에서는 보통 본인이 힘들어서, 아니면 다른 이유로 병원을 잠시 나갔다가 사직서를 내거나 해고되는 일도 있지만 미국에서는 무조건 일을 못하면 해고된다. 즉, 레지던트는 매년 정해진 목표를 달성하지 못하면 재계약을 하지 못하고 자동으로 사직해야 한다. 이처럼 매년 계약해야 하는 계약직이다 보니 나중에 레지던트를 마치고 수료할 때 한국과 달리 퇴직금이나 연금도 전혀 없다. 나 역시 5년간 이비인후과 레지던트를 수료한 뒤 혹시나 퇴직금이나 보너스라도 있을까 기대했건만 아무것도 없었다. (기대한 자신이 더 한심해 보였다.) 레지던트 기간에 본인이 따로 사적으로 연금이나 적금을 들 수도 있지만 오직 소수에 불과하다.

미국은 일을 못하면 해고되는 나라라고 했는데, 외과 분야는 그런 경향이 특히 더 심하다. 외과 계열은 수술을 제대로 하지 못하는 것도 레지던트 과정에서 잘리는 이유에 해당한다. 매년 레지던트가 배워야 할 수술이 있다. 이비인후과 레지던트 1년 차는 편도선수술, 고막에 환기창처럼 튜브를 삽입하는 수술, 상악동 부비동내시경수술 등을 도움 없이 혼자서 해내야 1년 차를 마치고 2년 차에 올라갈 수 있다.

내가 현재 근무하고 있는 대학에서는 최근에 미국 의대 출신인 이비인후과 레지던트 2명이 사표를 내고 병원을 나가야 했다. 한 명은 PGY-1(한국에서의 인턴)이었는데, 미국에서 의대를 졸업했음에도 불구하고 영어를 잘 알아듣지 못하고 일이 너무 느렸다. 주어진 일을 시간 내에 정확하게 실행하지도 못해서 결국은 병원을 그만두게 됐다. 그로 인해 환자가 위험에 처할 수 있다고 판단한 레지던트 수련위원회의 결정이었다. 다른 한 명은 PGY-2(레지던트 1년 차)였는데, 수술을 제대로 하지 못하고 상호 간 소통이 불명확하여 매년 달성해야 할 성과를 달성하지 못해서 결국 그만두게 되었다.

물론 레지던트가 병원에서 수련 도중에 사직하기란 그리 쉬운 일이 아니다. 한 번은 미국에서 의대를 나왔지만 이민을 고등학교 때 와서 그런지 시험성적은 좋은데 영어를 잘하지 못하는 레지던트를 본 적이 있다. 문제는 동료들과 병동에서 일하는 간호사들이 그의 영어를 알아들을 수 없어 환자의 안전에 위협이 될 수 있다는 점이었다. 이때 수련담당 교수가 선택한 방법은 그에게 영어과외를 시키는 것이었다. 영어과외 교사를 섭외해서 주말이나 근무시간 이외의 시간에 특별지도를 6개월 넘게 받도록 했고 그 레지던트는 무사히 수련을 마칠 수 있었다.

미국은 평가의 나라다. 매년 계약서가 갱신되며 1년에 네 번의 분기별 평가, 한 번의 중간평가, 그리고 연말에 진행되는 최종 평가가 있다. 분기별 평가를 받는 날이면 긴장한 채 인터넷을 열어본다. 마치 학교 다닐 때 개인성적표를 받아보는 것과 같은 기분이다. 함께 일하는 모든 교수가 나를 평가하는데, 평가 내용이 굉장히 비판적이다. 처음 레지던트를 시작했을 때는 평가를 너무 많이 받아서 과장님께 미국은 왜 이렇게 평가를 자주 하느냐고 질문한 적이 있다. 그가 말하길, 더 좋은 외과 의사를 만들기 위해서 거치는 과정이라고, 좋은 점만 너무 이야기하면 발전이 없어 그런 것이니 덤덤하게 받아들이라는 말을 해주셨다. 또한 각 과의 프로그램 디렉터와 1년에 두 번 독대하는데, 그 1시간 동안 나의 모든 근무평가 내용을 함께 살펴본다. 근무평가는 레지던트의 수련 시험 성적, 여러 교수와 간호사·환자·동료 레지던트의 평가 내용, 연구 성과, 그동안 집도한 수술 건수 등을 종합해서 이루어진다.

레지던트를 가르치다 보면 사람들의 배우는 능력이 다 다르다는 사실을 알 수 있다. 어떤 레지던트는 설명을 한 번만 해줘도 능숙하게 잘 따라 하고, 어떤 레지던트는 몇 번을 가르쳐줘도 언제나 난생처음 배우는 사람 같다. 그만큼 개개인의 학습 능력이 다른데, 그렇다고 첫 수술을 잘하던 사람이 수련을 마칠 때까지 꼭 계속해서 잘하는 건 아니다. 초반에 실력으로 주목받던 레지던트가 자만심에 차서 기대 이하의 수준으로 수료하는 경우가 다반사다. 반면에 수술을 처음 배울 때는 그리 잘 따라 하지 못했지만 본인의 노력으로 실력이 매년 수직 상승하는 레지던트 역시 너무도 많다. 그러니 남들보다 조금 뒤떨어진다고 너무 낙심하지 말고 인내를 가지고 꾸준히 정진하자. 그러다 보면 어느새 실력이 쌓이면서 주변으로부터 인정도 받고 좋은 평가도 받을 수 있을 것이다.

철저한 레지던트 교육

미국은 레지던트 교육을 정말로 철저하게 한다. 특히 외과 의사들을 위한 외과 교육과정은 더욱 체계적이다. 수료한 레지던트가 사회에 나가 제대로 수술하지 못하고 문제를 일으키면 해당 병원과 환자에게 큰 피해가 생길 수 있기 때문이다.

다음은 내가 레지던트 교육을 받을 때의 일이다. 피부봉합과

성형기본술기 실습 시간이었는데, 교수님이 동네 마트에서 돼지 족발을 사 와서 족발의 피부를 이용해 얼굴성형 실습을 한 적이 있다. 그냥 족발을 나눠주고 우리더러 교과서를 보면서 알아서 실습하라고 했던 것도 아니었다. 교수님은 흉터 없이 완벽하게 피부를 봉합하는 방법이나 피부암을 절제한 후 남은 피부의 봉합법 등을 상세히 가르쳐주셨다. 특히 나눠준 교재가 정말로 주옥 같았다. 각 저널과 교과서에서 가장 중요한 부분만 복사해서 교수님이 직접 교재로 만든 것이었는데 어디에서도 구하지 못할 체계적인 교과서였다. (그 교재는 아직도 내가 가보로 가지고 있다.)

수술을 배우는 외과계 레지던트 교육에는 매년 카데바cadaver나 시뮬레이션으로 수술을 배우는 과정이 들어가 있어, 레지던트들은 이 과정을 반드시 수료해야 한다. 나의 경험상 레지던트 시절에는 매년 2개의 측두골temporal bone을 드릴로 갈아 귀수술을 준비해야 한다. 이 측두골은 잘 두었다가 연말에 심사해서 '골든 드릴 어워드Golden Drill Award'라는 시상을 하기도 했다. 스탠퍼드대학병원의 일반외과는 레지던트 교육을 위한 시뮬레이션 센터를 별도로 보유하고 있으며, 이 센터에는 외과 교육 담당자가 상주하고 있어 언제든지 원하는 시간에 가서 외과수술을 배울 수 있다. 매주 화요일 오전 8시부터 10시까지는 모든 레지던트가 환자 업무에서 제외되어 시뮬레이션 교육이나 교수의 강의를 듣는 교육시간이다. 이비인후과도 마찬가지로 목요일 오후 4시부터 6시까지는 모든 레지던트가 수술장 및 외래에서 나와 교수들의 강의나 시뮬레이션실습, 술기실습 등의 레지던트 교육을 받아야 한다.

물론 미국의 모든 병원이 이와 똑같이 운영되는 것은 아니고 각 대학 및 과 담당자의 교육 목적에 따라 방식이 조금씩 달라진다. 또한 레지던트만 이렇게 교육받는 게 아니라 교수들도 레지던트 교육법에 관한 교육을 받는다. 미국의 레지던트들은 자신을 가르치는 교수들을 정기적으로 평가하며 그 평가는 작성자를 알 수 없는 무기명 방식으로 교수에게 전달된다. 레지던트들로부터 받은 교육평가가 적절치 못한 교수들은 특별 프로그램에 등록해서 레지던트 교육에 대한 보수교육을 받아야 했다. 이 평가는 상부인 ACGME에 보고되고 교수의 승진에도 큰 영향을 미치기에 레지던트를 지도하는 교수로서는 레지던트를 잘 '모셔야' 한다. 따라서 레지던트 시절에는 이를 잘 활용하여 수련을 성공적으로 마치고 실력을 더 쌓을 수 있도록 교수들에게 최대한의 도움을 구하도록 하자. 참고로 내가 아침에 레지던트들을 만나면 항상 하는 질문이 있다. "How are you doing this morning? Is there anything I can help you or make it better?"

영어는 항상 어렵다

미국에서 5년 동안 레지던트 생활을 하면서 영어를 못한다는 평가는 한 번도 받아본 적 없었지만, 항상 느끼는 건 영어는 어렵다는 사실이다. 직역이 아닌 그 상황에 맞는 정확한 표현을 찾아야 한다. 나는 어렸을 때 미국에서 1년밖에 살지 않아 70~80년대에 유행했던 드라마나 영화 그리고 옛 속어들이 나오면 아직도 알아듣기 힘들다. 그래서 항상 새로운 언어를 진짜로 배우려면 그 언어를 쓰는 나라에서 배워야 한다고 생각한다.

내가 레지던트 1년 차 때였다. 소아이비인후과를 돌면 편도선이 커서 수술하려고 오는 아이들이 많다. 수술하는 편도는 입을 벌리면 보이는 구개 편도(1쌍, 2개)와 코 뒤에 있는 아데노이드 편도인데 증상이 없으면 보통 수술하지 않는다. 편도는 7~8세가 넘으면 조금씩 줄어들게 되며, 청소년기에 들어서면 특히 코 뒤에 있는 편도 크기가 많이 줄어든다. 이럴 때 "크면 작아질 거예요" 또는 "크면 좋아질 거예요"라는 영어 표현을 직역으로 하면 "It will get better as he/she gets older"라고 말하면 된다. 그런데 교수님이 환자에게 설명하는 표현을 들어보니 "It will grow out of it"이라고 하는 것이었다. 단 한 구절로 끝난다. 이렇게 현장에서 배운 표현들은 쉽게 까먹지 않는다.

병원에서 사용하는 용어를 배우려는 이들에게는 미드를 보는 방법을 강력하게 추천한다. 내가 의대생인 90년대 말에는 〈ER〉이라는 미드가 유명했다. KBS에서 일요일 밤 11시에 해주는 한국어로 더빙된 〈ER〉을 보고 감명받아서 미국에서도 자주 비디오를 구해 보았는데, 이때 드라마에서 익힌 의학영어가 많이 도움됐다. (요즘은 의학영어를 가르쳐주는 과정과 프로그램이 인터넷에도 많은데, 내가 의대생인 90년대에는 그런 것이 없었다.) 90년대 말 코네티컷주 뉴

헤이븐에 있는 예일대 의과대학에 실습을 갔을 때는 〈ER〉을 생방송 하는 날이면 의대 기숙사의 모든 학생이 휴게실에 모여 피자와 콜라를 먹으면서 드라마를 보던 기억이 생생하다. 미국인 의대생들도 그런 드라마를 보면서 의학영어를 공부하는 장면이 처음에는 신기했다. 요즘은 〈그레이 아나토미Grey's Anatomy〉 등을 비롯해 의학 관련 드라마가 많은데, 병원에서 실제로 사용하는 관용어 및 표현들이 아주 비슷해서 관심 있게 보면 도움이 될 듯하다.

레지던트 복지

미국 레지던트들의 복지는 어떨까? 나의 경험에 비춰 몇 가지 이야기해보겠다. 우선 휴가는 1년에 3주가량 쓸 수 있다. 몇 가지 규칙만 지키면 눈치 보지 않고 자유롭게 휴가를 갈 수 있다. 그 규칙이란 한꺼번에 많은 레지던트들이 빠지지 않아야 하고, 과 내 특별 행사 기간에는 휴가를 쓸 수 없으며, 일반적으로 고연차 레지던트가 우선하여 휴가를 결정할 수 있다는 것이다. 특수한 사정이 생기거나 입원·수술 및 출산 등이 있으면 1년에 6주까지 휴가를 쓸 수 있다. 만약 1년에 6주 이상의 휴가를 써야 할 때는 동료들과 함께 레지던트 수련을 마칠 수 없고 레지던트 과정을 추가로 받아야 수료가 된다. 예를 들어 출산 휴가를 12주 쓰면 수련을 6주 더 받아야 한다. 동료 여성 레지던트들을 보니 출산 휴가 때는 병원에서 정식 레지던트 월급이 나오지 않아서 캘리포니아주

청사에 따로 월급과 수당을 신청했다. 추가 수련을 받고 싶지 않아서 출산 후 6주만 쉬는 여성 레지던트도 많다. 정확하게는 알 수 없지만 한국이 출산 휴가의 복지 측면에서는 더 좋을 것 같다.

미국은 근무 일자를 아주 정확하게 계산한다. 나는 비자 문제로 레지던트를 남들보다 4주 늦게 시작했다. 그래서 레지던트 1년 차 때는 추가 수련을 받지 않기 위해 휴가를 2주만 낼 수 있었다. 또 미국에는 점심시간이 따로 없다. 각자 알아서 밥을 먹어야 한다. 나는 주로 수술하다가 교대로 밥을 먹었는데, 한 번은 오전 7시에 수술을 시작해서 오후 5시에 30분 동안 늦은 점심을 먹고 다시 수술장으로 와 밤 11시까지 수술한 적도 있었다. 밥을 못 챙길 것에 대비해서 가방에 프로틴바 한두 개쯤은 가지고 다녔다.

1년에 하루는 주중에 레지던트들이 일하지 않는 '레지던트의 날'이 있는 것도 특이한 점 중에 하나다. 이날 레지던트들은 아침 회진만 돌고 그들만의 시간을 가진다. 다 같이 골프장에 가서 팀을 나눠 골프를 칠 수도 있고, 해변에 가서 배구 등을 하면서 고기를 구워 먹거나, 놀이공원이나 와인 테이스팅을 하러 가기도 한다. 우리 과의 경우 과에서 버스를 대절해주고 모든 비용을 지원해주었다. 레지던트가 병원을 비우는 사이(약 6~7시간 정도) 응급실과 병동의 콜 등은 모두 펠로나 교수님들이 직접 해결한다.

레지던트 시절에 본인의 연구로 학회에 발표하게 되는 영광을 얻으면 학회 등록비, 항공료, 숙박비를 포함해서 1인당 최대 1,000달러가 지원된다. 즉, 학회에 가게 되면 1,000달러 안에서 해결하면 된다. 그중 비용이 가장 많이 드는 부분이 항공료와 숙박비라서 저렴한 곳에 미리미리 예약해야 한다.

미국 레지던트 복지는 이와 같은 몇 가지를 제외하면 전반적으로 한국과 큰 차이가 없었다. 오히려 출산 휴가처럼 한국이 한 수 위인 부분이 더 많은 듯하다. 급여도 병원에 따라 다르겠지만, 요즘 한국 레지던트 월급도 많이 올라 세금을 제외하면 오히려 미국에서 더 적게 받는 것 같다.

레지던트 근무시간

미국에서 레지던트 근무시간은 막강한 파워를 지닌 ACGME에 의해 정해져 있다. 이 규정을 위반하면 그 대학이나 병원은 벌칙으로 몇 년간 레지던트를 뽑을 수 없다. 레지던트가 고의로 근무시간을 축소해서 보고할 수도 없게 되어 있다. ACGME에서 나와서 실사를 벌이고 임의로 레지던트를 선출해서 감사를 벌이기 때문이다. 그 자리에서 축소 은폐가 드러나면 해당 대학이나 병원은 레지던트를 영원히 뽑지 못하게 될 수도 있다. 미국에서 레지던트 근무시간을 강조하는 이유는 레지던트가 무리하게 일해서 일어날 수 있는 각종 의료사고 및 병원 내 감염 등을 고려해서 결정한 사항이다. 특히 인턴, 즉 처음 병원 업무를 시작하는 의료인이 무리한 업무로 인해 잠이 부족해서 생길 수 있는 의료사고를 예방하기 위해서 한때는 근무시간을 주 60시간으로 제한한 적도 있다. 환자를 보호하려는 목적이 주축인 것이다.

그 규정을 간단히 살펴보자. 간혹 레지던트 근무시간이 주 80시간을 넘기더라도 합산은 4주를 기준으로 한다. 4주 동안 무슨 일이 있더라도 레지던트가 결코 320시간 이상 일할 수 없다. 근무시간은 병원에서 일을 시작한 시간으로부터 병원을 나가는 시간까지다. 병원에서 이뤄지는 학회, 레지던트 교육, 콘퍼런스 등의 모든 시간이 포함된다. 즉 병원에서 논문을 쓰려는 목적으로 차트 리뷰를 위해 머무르는 시간은 근무시간에 포함되지만, 집에 가서 논문을 쓰는 시간은 근무시간에 포함되지 않는다. 스탠퍼드 대학병원 이비인후과에서는 이 레지던트 근무시간 관계로 병원에서 당직In-house call을 서지 않고 집에서 당직 콜을 받는 홈 콜 시스템Home call system을 운영한다. 이때 집에서 일하는 시간은 근무시간에 들어가지 않는다. (그래서 나는 홈 콜 시스템을 "rip off"라고 부른다.) 때에 따라서는 병원에 급한 환자가 없어서 들어가지 않더라도 병동에서 콜이 1시간마다 올 때도 있다. 이럴 때는 종일 잠을 자지 못해도 공식적인 근무시간인 80시간에 계산되지 않는다. 돌이켜 생각하면 이런 날이 많지는 않아서 정말로 다행이었다.

또 다른 규정을 살펴보면 주 80시간 이외에도 일주일에 24시간은 반드시 쉬어야 한다. 그리고 각 근무시간 사이에 반드시 최소 8시간은 휴식을 취해야 한다. 저녁 8시에 근무가 끝나면 아침 4시 전에 일을 시작할 수 없다. 병원에서 24시간 이상 머무를 수 없고 부득이 24시간을 머무르게 될 때는 반드시 14시간은 쉬어야 다음 일을 시작할 수 있다.

한 번은 내가 일반외과 인턴을 돌던 중이었다. 일이 너무 많아서 집에도 못 가고 어느새 자정이 되었다. 어차피 아침 5시에 다시 와야 해서 병원 소파에서 몰래 잔 적이 있는데, 다음 날 치프 레지던트가 이 사실을 알고 내 호출기를 아주 빼앗아버렸다. 본인이 내 호출기를 가지고 있을 테니 나더러 집에 가서 쉬고 내일까지 병원에 나오지 말라고 했다. 솔직히 그날은 너무 피곤하고 힘들어서 그렇게 배려해주는 것이 고맙게 느껴졌다. 하지만 고마울 일만은 아니다. 이러한 일이 반복되면 일 못하고 늦게까지 일하는 레지던트로 찍히기 때문이다. “다른 애들은 다 집에 가는데, 왜 너만 남아서 일하냐”는 소리를 듣게 된다. 자기 관리가 중요하다. 그 이후로 나는 아침에 병원에 오면 “오늘은 어떻게 하면 일을 일찍 마치고 집에 빨리 갈 수 있을까?”를 고민하게 되었다. 미국은 본인의 일을 효율적으로 확실히 하고 집에 일찍 가서 문제 일으키지 않는 레지던트를 최고의 레지던트로 친다. 처음에는 이것을 알지 못해서 터득하는 데 꽤 많은 시간이 걸렸다.

나의 이야기—미국 보훈병원 경험담

대부분의 미국 대학병원들은 주변의 보훈병원을 같이 지원해서 대학병원에 근무하는 레지던트들은 보훈병원에서도 근무를 해야 한다. 스탠퍼드대학병원에서도 레지던트들은 로테이션으로 팰로앨토 보훈병원Palo Alto Veterans Hospital에서 수련을 받았다. 팰로앨토 보훈병원은 미국 재향군인부Department of Veterans Affairs 소속으로, 이곳에서 일하려면 미국 공무원 신분증과 비슷한 신분증이 필요하다. 미국 시민권이 없는 레지던트가 이곳에서 근무하기 위해서는 또 다른 절차를 밟아야 하는데 보증인이 몇 명 있어야 하고 FBI의 신원 조회Background check를 거쳐야 보훈병원에서 근무할 수 있다.

팰로앨토 보훈병원에서 근무하면 한국전에 참전했던 환자들을 만날 수 있다. 한 번은 병원에서 80세가 넘은 할아버지 환자를 만났다. 팰로앨토에서 대략 4시간 정도 떨어진 곳에서 사는 이 할아버지는 젊은 시절 한국전에 참전하셨고, 지금은 동네 정치인으로 활발하게 활동하는 분이라고 했다. 그런데 안타깝게도 피부암이 번져서 PET CT(특수 CT) 결과 폐까지 전이되어 수술은 불가능하고 대신 항암치료를 받게 되었다. 할아버지께 이렇게 좋지 않은 소식을 전해드려서 죄송하다고 말씀드리고 이런저런 이야기를 하면서 한국에 관해서도 잠시 물어보았다. 할아버지는 1951년부터 1953년까지 해병으로 참전했는데 중공군이 참전하면서 다시 남쪽으로 넘어왔다고 하셨다. 당시 산에서 잠을 자는데 한국이 정말로 추웠다고 했다. 또 전쟁으로 친구를 많이 잃었고, 당시 서울에는 2층짜리 건물이 딱 한 개 있었다고도 했다. 그것을 지키기 위해서 정말로 애쓰셨다고. 지금 서울이 많이 발전해서 정말로 뿌듯하다고 하시면서 폐로 번진 암에 대해서는 아주 덤덤하게 받아들이셨다. 할아버지는 남은 시간이 별로 없어서 정리해야 할 일이 많다고 하시면서 진료실을 나섰다. 보훈병원에서는 일반 병원과는 조금 다른 환자들을 만날 수 있고 이는 참 소중하고 뿌듯한 경험으로 남게 된다.

9장.

레지던트 생활의 실상(2)

전혜영

내과 1년 차 시절 이야기

알람 소리에 맞춰 눈을 뜨니 오전 6시다. 재빨리 샤워하고 인계 시간인 오전 7시에 맞춰서 집에서 15분 정도 거리의 병원으로 향한다. 차를 주차하고 레지던트 라운지에 들러 커피와 빵을 집어 들고 우리 과 당직실이 있는 6층으로 향한다.

간밤에 바빴는지 밤 동안 근무하는 나이트 플롯Night Folat팀 얼굴이 다들 초췌하다. 그래도 인턴은 최대 10명 이상 환자를 맡을 수 없다는 캡이 있어서 그다지 나쁘지 않다. 동료 인턴으로부터 환자 인계를 다 받고 나니 어느덧 7시 30분. 나이트 플롯은 밤 전담 당직 레지던트팀으로 오후 7시부터 다음 날 오전 7시까지 내과 입원환자들을 돌보며 밤사이 응급실에서 들어오는 신환을 받는다. 덕분에 나는 오후 7시면 별일이 없는 한 나이트 플롯팀에 일을 인계하고 집에 갈 수 있다. 나도 지난달에는 나이트 플롯으로 일했는데 밤낮이 바뀌어서 좀 힘들긴 했지만 밤이라 상대적으로 일이 적고 조용해서 나쁘지 않았다. 낮에는 간단한 볼일들도 볼 수 있었다.

이번 달 로테이션은 내과 병동이다. 프로그램 시작 전 스케줄을 짠다. 미국에서는 7월 1일 전에 휴가 신청 계획과 1년 스케줄을 미리 짜둔다. 그래서 내가 휴가를 간다고 해서 동료가 환자를 두 배로 보거나 하는 일은 없다. 우리 팀은 나 외에 다른 인턴 2명과 2년 차 시니어 닥터 헤린, 3년 차 시니어 닥터 위드하니 이렇게 4명이다.

이번 달 우리 팀을 담당하는 어텐딩은 몇 년 전 우리 프로그램을 졸업했던 젊은 의사 샤르마인데, 레지던트 교육에 관심이 많고 리서치도 활발하게 한다. 인도에서 온 IMG라 그런지 다른 미국 어텐딩들보다 나한테 좀 더 신경을 써주시는 것 같다. 기대에 부응하고자 더 잘하려고 노력하지만, 한국에서 태어나 자란 나에게 영어는 아직도 어렵고 문화적으로도 익숙지 않은 부분이 많아 쉽지 않다. 의대 교육 방식도 한국과 다르다. 미국 의대에서는 3, 4학년 실습 기간을 환자를 보는 데 집중하는 터라, 같이 시작한 인턴인데도 미국 대학 졸업생들은 벌써 환자를 보고 프레젠테이션을 하는 것에 익숙하고 유창해서 회진 시간마다 늘 주눅이 든다. 모르는 게 있으면 괜히 혼자 끙끙대지 말고 물어보고 도움을

청하라고 많은 분들이 말씀해주셔서 노력하고 있지만 정말인지 쉽지 않다.

나는 1년 차라 매일 환자들에 관한 경과기록지Progress note를 써야 하는데, 아직 9월이라 그런지 환자 파악이 잘 안 된다. 오전 8시부터는 매일 모닝 리포트가 있어서 그전까지 내 환자 회진을 마쳐야 한다. 인턴을 처음 시작했던 7월에는 환자를 파악하는 데 시간이 너무 걸려서 출근 시간인 7시보다 훨씬 이전에 와서 회진을 돌곤 했다. 그래도 이제는 많이 익숙해져서 7시에 맞춰 와도 잘 끝낼 수 있게 되었다. EMR을 통해 환자의 오전 랩과 검사 결과, 바이털 사인 등을 잽싸게 기록한 후, 환자를 돌며 신체검사 등을 한다. 지금은 대략적인 환자 치료 계획을 스스로 세울 수 있다. 모르는 건 윗연차에게 살짝 물어보고, 회진 때 어텐딩과 함께 컨펌하는 정도로 경과기록지를 작성하고 모닝 리포트에 간다. 주중에 있는 모닝 리포트 때는 담당 레지던트가 임상 사례를 프레젠테이션한 후 그 사례에서 배울 점을 요약해서 발표하는 교육이 이루어져 여러모로 배울 점이 많다. 오늘은 2년 차 새넌이 히스토플라스마증Histoplasmosis을 발표한다. 뒤에 앉아 발표를 듣는다. 간혹 졸기도 하지만.

발표가 끝나면 어텐딩들의 티칭 포인트를 들은 후 회진을 위해 병동으로 움직인다. 우리 팀 닥터 샤르마는 위층부터 시작해 아래층으로 내려오는 스타일이라 6층 내과 병동으로 올라간다. 처음 인턴을 시작했을 때는 회진할 때 환자 프레젠테이션을 하면서 횡설수설했는데 이젠 대략 뭐가 중요한지 알아서 포인트를 찍어서 발표한다. 윗연차들은 회진 중에 잽싸게 오더도 넣는 등 멀티태스킹을 진행하지만, 나는 아직 그 수준은 아니라 그냥 해야 할 일들을 받아 적는다.

오늘 회진은 평균 시간인 오전 11시 반에 끝났다. 병원 식당에서 빠르게 점심을 먹고 회진을 도는 동안 컨펌한 치료 계획에 따라 경과기록지를 쓴 후 병동을 종횡무진한다. 퇴원시킬 환자는 퇴원시키고 오더를 넣고 컨설트들에게 전화한다. 일이 어느 정도 끝나고 나니 오후 3시. 오늘은 내가 담당이 아니라서 입원을 안 받는다. 가끔 병동에서 오는 콜 받는 거 말고는 별로 할 일이 없다. 이럴 때는 보통 레지던트 라운지에서 TV를 보거나 다른 레지던트들과 잡담을 한다. 나는 호르헤와 신유, 그리고 린다와 가깝게 지낸다. 호르헤는 페루 리마 출신으로 레지던트 시작 전에 결혼해서 임신한 아내 주디스와 함께 왔다. 주디스는 페루에서 치과 의사였는데 커리어를 접고 호르헤를 따라 미국에 왔다. 신유는 중국 베이징 출신으로 인턴 시절 병원에서 만난 간호사 아내 진주와 함께 미국에 와서 클리블랜드에서 리서치를 좀 하다가 이곳에서 레지던트를 시작했다. 진주는 간호대학을 다시 다니고 있다. 조지아주 출신의 린다는 어찌나 말도 상냥하게 하고 매너도 좋은지, 남부 미인을 뜻하는 서던벨Southern Belle이라는 단어가 딱 어울리는 금발의 예쁜 아가씨다. 진주가 요리하는 걸 좋아해서 우리는 종종 신유네 집에 모여서 저녁을 먹고 이런저런 이야기를 하거나 타향살이의 서러움을 나누기도 하고 게임을 하며 놀기도 한다.

여기는 미국 남부라 대도시와 비교하면 외국인이 드문데, 현대와 기아자동차가 들어와 공장을 세우면서 한국인을 위한 기반이 많이 생긴 덕분에 한국 사람이 살기에 나쁘지 않다. 반면 이곳 사람들은 외국인에 익숙하지 않은 편이라서 가끔 당황스러운 일이 생기기도 한다. 예전에 내 환자 중에 한 할머니가 자꾸 "Oh, sweetie. Oh, honey"라고 하시기에 내가 정색하고 "I am not your sweetie, I am not your honey. I am your doctor"라고 말하자 미안하다고 사과하신 적도 있다. 학교 다닐 때 한 여교수님께서 여성 의사의 목소리에 힘이 실리려면 60세는 넘고 60kg도 나가야 한다고 말씀하신 적 있는데 문득 그 말이 생각났다.

어느덧 저녁 7시가 되어 나이트 플롯팀에 인계할 시간이 됐다. 중요한 점을 적어주고 대략 설명해준 후 집으로 왔다. 간단하게 저녁을 차려 먹고 텔레비전을 좀 봤더니 어느덧 10시. 아, 공부도 하고 운동도 좀 해야 하는데…. 내일부터 하기로 하고 오늘은 이만 잠자리에 든다.

응급의학과 4년 차 시절 이야기

오늘은 이번 주 마지막 밤근무night shift다. 밤 근무 스케줄은 오프도 없이 쭉 붙여서 나오는데 오늘은 4일째 밤근무다. 4일째 밤 정도가 되면 시차 적응이 잘 되어서 별로 피곤하지 않다. 게다가 내일부터는 기다리던 휴가! 밤 8시에 시작하는 밤근무에 대비해 지하철로 40분 정도 걸리는 출근 시간 동안 나는 주로 음악을 듣는다. 힙합, 클래식, EDM을 넘나드는 다양한 나의 음악 취향 중 그날그날 기분 따라 골라 듣는데, 오늘은 슈베르트의 〈마왕〉을 들어보자. 아… 설마 오늘 밤에 아픈 소아 환자가 오는 건 아니겠지. 응급의학과는 환자 흐름을 통제할 수 없는 과이기 때문에 환자가 없다는 말을 꺼내면 갑자기 환자가 급증한다는 등, 여러 가지 징크스가 있어서 밤근무 전에는 괜히 이래저래 조심하게 된다.

우리 병원은 뉴욕시의 5개 자치구borough 중에서 브롱크스의 남쪽에 있는 시립병원이다. 미국 전역에서 환자 수가 많기로 5순위 안에 드는 바쁜 병원으로, 미드 〈ER〉에 등장할 법한 환자들이 오는 곳이다. 미국의 외상 시스템은 지역별·등급별로 외상센터를 지정해서 등급에 맞는 설비를 갖추어야 하는데, 우리 병원은 브롱크스의 레벨 1 외상센터로 온갖 총칼에 맞은 사람들이 전부 여기로 온다. 이민자들이 많은 동네다 보니 내과 사례도 다양하고 어쩌다 이렇게 될 때까지 있었나 싶은 경우도 많다. 지난 몇 년간 기억에 남는 사례들을 꼽아보면 집으로 찾아온 동네 갱들이 문틈으로 쏜 총을 얼굴에 맞고 온 13살짜리 남자아이, 정신장애인으로 추정되는 아들에게 프라이팬으로 머리를 맞아서 두개골절 및 지주막하출혈로 온 60세 인도 여성 등이 있다. 한국에서는 쉽게 볼 수 없는, 다양한 사회적 배경에서 일어나는 각종 사례를 종종

접한다.

병원에 처음 왔을 때는 같은 연차 동기 10명 중에 나만 외국에서 태어나 자란 외국인이라서 얼마나 주눅이 들었는지 모른다. 곧 죽어도 자신만만한 태도로 사람들 앞에 서도록 교육받은 미국 아이들 사이에서 영어까지 버벅대자 얼마나 기가 죽던지. 아직도 발표 같은 걸 시키면 조금 버벅대긴 하지만 많이 익숙해진 덕분에 좀 살 것 같다.

드디어 병원에 도착했다. 지하철역에서 3분 거리의 병원으로 종종걸음을 치며 8시에 딱 맞춰 도착했다. 월요일 저녁이라 그런지 환자 대기실은 가득 차 있고 명단을 보니 3~4시간 넘게 기다린 환자도 많다. 환자 보드에서 주소와 나이, 바이털 사인 등을 보며 응급한 환자가 없는지 빠르게 스크리닝한다. 한편으로는 '아… 나 같으면 이런 이유로 3시간을 기다릴 바에는 그냥 집에 갈 것 같은데' 싶은 환자들을 보며 한숨을 쉬고 사인아웃에 들어간다. 오늘 밤 우리 팀은 나 외에 2년 차 1명, 인턴 1명이고 어텐딩은 밤에만 일하는 멘케다. 멘케 아내는 한국 사람인데 산부인과 펠로십을 뉴욕에서 하게 되면서 같이 미국에 오셨다.

데이팀으로부터 환자를 인계받고 환자를 보기 시작한다. 몇 달 되었다는 두통 환자, 그냥 피곤하고 어지럽다는 환자 등 별로 안 아파 보이는 사람들 차트를 집어서 의대생과 1년 차 레지던트에게 보라고 나눠주고 나는 ESI Emergency Severity Index 레벨 3(숫자가 낮을수록 중환) 이상의 환자들을 보기 시작한다. 금요일 밤이라 술 취한 사람, 약에 취한 사람이 아주 한가득이다. 약도 종류가 다양해서 차라리 술에 많이 취한 사람이나 헤로인을 한 사람들은 난동부리지 않고 조용히 잔다. 그런데 언젠가는 PCPPhencyclidine, 펜시클리딘 환자가 실려 와서 약의 힘으로 난동을 부리며 몇 시간째 노래를 불러대는데 어느 순간 콧노래로 따라 부르고 있는 나 자신을 발견하고 웃은 적도 있다.

뉴욕의 응급실에서 일하면서 정말 각양각색의 사람들을 다 만나보았다. 그러면서 새삼 우리 부모님께 감사하는 마음을 가지게 되었다. 나도 자라면서 부모님께 이런저런 불만이 많았는데, 여기 와서 깨달았던 건 먹여주고 입혀주고 재워주고 공부시켜주고 옳고 그름에 대한 개념을 심어주고자 노력하신 우리 부모님께 깊이 감사해야 한다는 사실이었다.

정신없이 환자를 보다 보니 몇 시간이 쏜살같이 지난다. 자정이 다 되어 한숨 돌릴까 하는 사이에 EMS notification 폰이 울린다. 뉴욕에서는 FDNY(뉴욕 소방국)에서 911 콜을 통제하는데, 중환일 경우 병원에 미리 전화해서 이러이러한 환자가 몇 분 안에 온다고 전화를 주면 의료진이 미리 준비하고 환자를 기다린다. 27세 총상. 이 정도면 외상팀 호출감이다. 피곤에 절어 보이는 외과 레지던트들이 우르르 내려와서 피가 안 튀게 주섬주섬 트라우마 비닐 가운을 입는다. 기도삽관은 1년 차 시술이고 중심정맥관은 2년 차, 전체 코드 진행은 최고 연차인 내가 맡고 우리 과 어텐딩이 백업을 맡는다. 흉관삽입은 환자 번호가 홀수이니 외과에서 하겠군. 외과랑 트라우마 케이스 시술 때문에 종종 다툼이 생겨서 아예 병원 차원에서 환자 번호가 홀수면 외과, 짝수면 내가 속한 응급의학과로 정해버렸다. 들이닥치는 EMS에게 대략 환자 인계를 받고 트라우마 구역에 환자를 옮긴 후 바이털을 재니 혈압 88/45, HR 138쯤 된다. 1년 차한테 빨리 초음파 가져오라고 시켜서 잽싸게 E-FAST Extended Focused Assessment with Sonography in Trauma를 해본다. 기흉, 혈흉 다 있다. 어차피 수술방 바로 올려야 할 것 같으니 기도삽관을 하기로 하고 동시에 흉관삽입과 코디스Cordis(대량의 수액 주입 및 수혈을 위한 큰 라인) 삽입을 진행한다. 랩 오더를 내고 엑스레이를 찍는 사이 외과 레지던트들은 부지런히 수술방을 준비하고 환자가 누워 있는 스트레처를 후루룩 밀고 간다. 환자가 떠난 트라우마 구역은 난장판이 되어 있다. 이 환자 살 수 있을지 모르겠다. 아직 젊은 환자니 살 수 있었으면 좋겠다는 생각과 함께, 나중에 외과 3년 차 콜리한테 물어보기로 한다.

외상 환자를 올려보내고 일반 구역으로 돌아오니 그사이 환자 차트가 또 산더미처럼 쌓여 있다. 기다리다 지친 환자 중에 별로 안 아픈 사람은 집에 돌아가기도 해서 천천히 하나하나 다시 본다. 그런데 갑자기 한 젊은 여성이 히스테리컬하게 소리를 지르기 시작한다. 주변의 물건을 마구 던지면서 3시간을 기다렸는데 왜 아직도 안 봐주냐면서 의사 어디 있냐고 당장 나오라고 한다. 내가 다가가 여성에게 죽기 일보 직전의 환자가 와서 그 환자 보느라고 좀 지연됐다, 금방 봐주겠다고 하니 계속 미친 듯이 소리를 지르면서 "You ain't no American, b****. Go back to China!"라고 한다. 미국에서는 어떤 상황에서도 하면 안 되는 말이 몇 가지 있는데, 그중 하나가 이거다. 즉, 인종 관련 발언을 하는 순간 게임 끝이다. 병원 경찰 불러서 데리고 나가라고 했다. 나가면서도 계속 발악을 하며 911 불러서 다른 병원 가겠단다. 음… 그냥 지하철 타고 가시지.

정신없이 환자를 보다 보니 우리 과 어텐딩인 멘케가 다가와 배고프지 않은지 물어본다. 병원 근처에 24시간 여는 곳은 던킨과 맥도날드뿐이라 나는 항상 던킨에서 카푸치노와 블루베리 머핀을 먹는다. 멘케는 종종 레지던트들에게 간식을 사주신다. 나도 어텐딩이 되면 레지던트들 간식을 챙겨줘야겠다는 생각을 한다. 1년 차 레지던트들은 서로 네가 칼 맞아서 병원에 실려 오면 우리가 안 아프게 흉관 박아주겠다는 둥 농담을 한다. 우리 1년 차는 또 호신용으로 10번 블레이드10 blade를 주머니에 찔러 넣고 터벅터벅 나간다.

동이 터오면서 환자가 점차 줄어 여유가 생긴다. 카푸치노를 홀짝홀짝 마시면서 빛의 속도로 노트를 타이핑해나간다. 문득 처음 레지던트 인터뷰를 다닐 때의 기억이 떠오른다. 내가 IMG라 그랬던지, 클리블랜드의 어딘 가에서 나더러 EMR을 쓸 수 있겠느냐고 물어봤다. 이거 참, 한국 사람을 뭐로 보시는지. 미국의 대도시에서는 그래도 한류와 케이뷰티의 영향으로 현대의 한국을 아는 사람들이 많지만, 시골에서는 아직도 한국 전쟁 당시의 한국을 기억하는 사람이 많아 난감한 질문을 받을 때가 종종 있다. 그래도 이제는 그런 질문을 받으면 웃으면서 농담으로 넘길 수 있을 만한 내공이 쌓였다. 차트를 다 쓰고 내 옆에 앉은 2년 차와 농담 따먹기를 하면서 데이팀을 기다린다.

사인아웃을 하고 나오면서 들이쉬는 아침 공기가 신선하다. 아, 이제 휴가다! 오늘은 드디어 1년 만에 한국으로 떠난다. 뉴욕은 직항이 많아서 한국에 가기 편하다. 엄마가 해주는 밥 먹으면서 2주간 쉬었다 오면 다시 또 이 전쟁터에 뛰어들 힘이 생기겠지.

10장.

해야 하나 말아야 하나, 펠로

강현석

펠로 과정의 의미

한국에서 펠로는 어떤 과정일까? 펠로는 레지던트 수련을 마치고 분과 전문의 수련을 하는 과정이며, 동시에 교수직 등의 정규직 일자리를 구하기 전에 과도기처럼 거치는 과정으로 자리매김했다. 따라서 펠로는 전문의로 인정받으면서 독립적인 외래진료 및 시술을 할 수 있지만 고용이 불안정한 계약직 전문의 직위에 가깝다. 이런 형태의 고용이 한국에서 가능한 이유는 전문의들이 자신의 전공 분야에서 일하기 위해서는 큰 병원, 즉 대학병원에 고용되어야 하는 현실 때문이다. 개원의는 일차진료의로서의 역할을 하거나 아니면 자본과 노력을 들여 직접 병원을 세운 뒤에야 자신의 전공을 살릴 수 있는 경우가 많다. 그래서 진로 선택은 일찌감치 양분되는 경향이 있다.

반면 미국에서는 전문의 수련을 받은 후에 개원하더라도 자신의 전문 분야를 살릴 기회가 많다. 개방병원 형태로 운영되는 지역병원Community hospital들이 지역사회 곳곳에 자리 잡고 있다. 그 주의 면허를 가지고 있으면서 어떤 전문 분과의 수련을 마친 의사는 기본적으로 크리덴셜링Credentialing이라고 하는 심사 과정을 거쳐 지역병원의 의료진Medical Staff으로 등록할 수 있다. 병원 의료진으로 등록되면 자신의 환자를 입원시킬 수 있는 권한privilege이 부여되며, 전문과가 외과 등 시술이 필요한 과면 수술실도 사용할 수 있다. 병원은 수술실, 입원실, 영상촬영 시설 등을 갖추고 이를 운영할 수 있는 간호 인력 및 진료보조 인력을 고용하며, 때에 따라서는 의료진을 직접 고용하기도 한다.

이런 형태의 의료 시스템이 가능한 이유는 미국에선 의사에게 지불하는 진료비와 병원에 지불하는 시설 이용료가 분리되어 있기 때문이다. 환자들도 의사와 병원으로부터 분리된 청구서를 받는 것을 당연하게 여긴다. 의사가 병원에 직접 고용됐을 때도 의사 집단을 자회사처럼 분리해서 재정은 따로 관리하는 게 일반적이다. 또한 대학병원 교직을 하기 위해 꼭 펠로 과정을 거칠 필요도 없다. 내과를 예로 들면 모든 대학병원들이 대규모의 일반내과General Internal Medicine 분과를 운영하고 있는데, 연구에 집중하기 위해 몇 년 동안 일반내과에서 비공식적으로 펠로 수련을 하는 예외적인 경우도 있긴 하다. 그러나 대부분은 레지던트 수련을 마치고 바로 교수로 임용된다. 내과 내에서 일반내과가 천시되는 분위기도 전혀 없다. 일반내과는 병원 내에서의 진료 적정성 관리, 입원환자에 적용하는 가이드라인 구축, 또는 성과연구outcomes research 같은 고유의 연구 영역을 통해 활발히 연구 활동을 하는 경우도 많다. 캘리포니아대학교 샌프란시스코캠퍼스의 내과 과장도 입원전담전문의다.

펠로 과정은 특정 분과의 수련을 위해 존재하므로 전문의 수련을 감독하는 ACGME에서 펠로 수련도 감독한다. 과에 따라 다르지만 필수적으로 2년에서 3년의 수련 과정을 밟아야 하고 그 과정 중에 꼭 해야 하는 수련도 규정되어 있다. 수련 중에 독립적으로 진료를 보는 행위는 허용되지 않으며, 그 분과에 관련된 의료행위를 할 때도 반드시 지도전문의의 감독하에서 일해야 한다. 펠로를 하면서도 이미 가진 전문의 자격을 이용해서 독립적으로 진료하는 경우가 있는데, 이는 부수입을 위해서 자신의 면허를 걸고 하는 속칭 아르바이트(영어로는 'moonlighting'이라고 한다)에 해당한다.

반대로 분과 전문의 수련을 거치지 않으면 그 분과에서 하는 의료행위를 실질적으로 하기 어려워진다. 이를테면 소화기내과 수련을 거치지 않은 내과 전문의는 내시경을 하기 어렵다. 물론 개원해서 자신의 오피스에 기계를 가져다 놓고 내시경을 하는 것이 불가능하지는 않지만, 지역병원의 내시경실을 이용하려고 하면 그 분과의 수련 경험이 없는 의사에겐 크리덴셜링을 해주지 않을 가능성이 높다. 설령 본인의 오피스에서만 내시경을 본다고 해도 자신의 수련 범위 밖에 있는 의료행위를 하게 되면 의료사고보험료Malpractice Insurance Premium를 훨씬 더 많이 내야 하므로 이는 실질적인 장벽으로 작용한다.

결론적으로 미국의 펠로 과정은 전적으로 분과 전문의를 양성하기 위한 교육 프로그램으로, 나중에 그 전문과 전문의로 살고 싶은 사람만 밟으면 된다. 일반내과 진료를 보면서 교직에서 성과연구 등을 하고 싶다면 펠로를 거치지 않고도 훌륭한 교수가 될 방법이 얼마든지 있다.

미국에는 'Non-ACGME accredited Fellowship Programs' 라고 해서, 지정되지 않은 추가 수련을 받을 수 있는 펠로 과정이 있다. 이 과정은 말한 대로 분과 전문의 수련이 끝나고 추가 수련을 받고 싶은 이들을 대상으로 하기도 하고, 인기 있는 일부 분과 전문의 과정에 들어가지 못한 이들이 연구 경력을 더 쌓기 위한 징검다리로 활용되기도 한다. 프로그램에 따라 수련의 질이 천차만별이기 때문에 지원하려는 프로그램에서 실제로 어떤 수련이 이루어지고 수련을 마친 사람들이 어떤 진로를 택했는지 자세히 조사할 필요가 있다. 이 과정은 재원 마련을 위해 펠로들이 전문의 자격으로 일정 부분 독립적인 진료를 하게끔 허용하기도 한다.

펠로를 하고 싶어요

일반적으로 자신이 수련받은 병원에 남아서 펠로가 되는 한국과 달리, 미국은 레지던트 지원 때와 마찬가지로 대부분의 분과가 전국에서 펠로 지원자를 받아 매치를 통해 선발한다. 분과마다 조금씩 다를 수는 있지만 대부분 레지던트 마지막 연차로 올라갈 무렵 지원서를 접수하고 인터뷰한 후, 시작하기 5~6개월 전에 매치 결과를 받게 된다. 따라서 내과에서는 적어도 3년 차를 시작할 무렵에는 어느 과를 지원할지 확실하게 결정해야 할 뿐만 아니라, 그 과를 지원하는 데 뒷받침될 수 있는 연구나 활동 경력을 쌓아놓아야 한다.

내과 중에서 소화기내과나 심장내과, 혈액종양내과 같은 인기과에 지원하려면 어느 정도의 연구 경력은 필수다. 내과 수련이 3년임을 고려하면 첫 2년 안에 그 경력을 쌓아야 하는 것이다. 하지만 첫 1년은 바쁜 인턴 기간이기 때문에 실질적으로 연구 경력을 쌓을 수 있는 시기인 2년 차에 모든 노력을 쏟아부어야 한다. 현실적으로 1년 만에 가시적인 연구 성과를 얻기는 어려워서 레지던트를 시작하기 이전에 경력이 있는 지원자들이 더 유리한 경향이 있다. 물론, 연구에 크게 중점을 두지 않는 지역병원 프로그램도 있으니 본인이 원하는 바에 따라 지원을 달리할 수 있다. 하지만 미국 의대 졸업생 중에서 개원을 희망하는 이들은 대부분 연구 부담이 적은 지역병원을 선호하며, 지역병원에서도 진료 현장에 바로 투입하기에 무리가 없고 기존의 의료진과 잘 어울릴 수 있는 미국 졸업생들을 선호하기 때문에 외국 의대 졸업생으로서는 조건이 특수한 프로그램이 아니면 들어가기 힘들 수 있다. 예를 들어 대학병원의 프로그램들은 아카데믹한 가능성에 비중을 두고 지원자를 선발하는 경향이 있어서 연구 경력이 많은 외국 의대 졸업생들을 선호하기도 한다. 영어가 자유롭지 않은 외국인 입장에서는 연구 경력으로 본인의 장점을 어필하는 것이 더 나은 전략일 수 있다.

레지던트 과정 중 펠로를 지원할 만한 스펙을 쌓을 시간이 부족했거나, 펠로를 지원했는데 실패했을 때는 일단 자신의 전공과를 살려 취업한 후, 일하면서 부족한 부분을 채운 뒤 다시 펠로를 지원하는 전략도 있다. 내과에서는 입원전담전문의나 일차진료의의 수요가 많아서 취업 자체는 크게 어렵지 않다. 특히 입원전담전문의는 일하다가 퇴사하고 펠로 과정에 들어가는 이들이 많아 자리가 제법 있는 편이다. 한 달의 절반을 일하고 절반은 쉬는 스케줄로 돌아가서 자기 시간을 유연하게 사용할 수 있다는 장점이 있다. 일하는 동안의 노동 강도가 높아서 쉽게 번아웃될 위험은 있지만, 쉬는 시간을 잘 활용한다면 꽤 밀도 있게 연구할 수 있는 시간을 확보할 수 있다. 또한 자기가 지원하고자 하는 분과와 관련된 병동(예를 들어 심장내과의 심부전병동, 혈액종양내과의 골수이식병동 등)에 입원전담전문의로 취직하게 되면 그 분과 전문의들과 일하면서 신뢰를 얻을 수 있다. 이를 통해 추천서를 받거나 연구 프로젝트에 참여할 기회를 얻는 등, 펠로 지원을 위한 경력을 쌓는

데 도움을 받을 수 있다.

궁극적인 목표가 대학병원에서 연구를 중점적으로 하는 의사가 되는 것이라면 규모가 있는 대학병원에서 펠로 과정을 밟는 것이 유리하다. 저명한 대학병원일수록 학계에서 유명한 연구자가 자리 잡고 있을 확률이 높고, 유명 연구자에게서 받는 지도야말로 학계에 진출하는 가장 좋은 지름길이 될 수 있기 때문이다. 하지만 본인의 목표가 지역에서 분과 전문의로 일하는 것이라면 임상 진료에 강한 지역 프로그램에서 펠로 과정을 밟는 것이 더 나은 경로일 수 있다. 연구 중심의 대학병원은 임상 교육이 상대적으로 약한 경우도 많다.

프로그램 디렉터나 인터뷰어들은 펠로 지원자들을 리뷰할 때 이력서와 자기소개서를 꼼꼼하게 확인한다. 이력서에는 자신의 모든 경력을 잡다하게 나열하는 것보다 그동안의 경력이 장기적인 목표를 향해 수렴하게끔 정리하는 것이 좋다. 자기소개서에는 이력서에서 보여주지 못한 면을 중점적으로 부각하여 이 둘이 상호 보완해서 자연스럽게 하나의 특성을 이루도록 준비하는 것을 권장한다.

추천서의 영향력도 매우 크다. 학계에서 잘 알려진 연구자 또는 의사에게 강력한 추천서를 받으면 절대적으로 유리하고 추천인이 프로그램 디렉터와 잘 알면 더 유리하다. 추천인이 직접 프로그램 디렉터에게 전화나 이메일로 연락해줄 수 있다면 더욱더 좋다. 반면, 그런 사람이 추천서를 좋지 않게 써주면 지원을 거의 포기하게끔 하는 효과가 있기 때문에 추천서를 부탁할 때는 상대의 반응을 잘 살펴서 좋은 추천서를 써줄 것인지 잘 판단해보도록 하자. 추천인이 적극적으로 도와준다면 자신이 가고 싶은 프로그램 몇 개를 골라서 개별 연락을 부탁하는 방법도 꼭 고려해보자.

추천인과 지원자 사이의 관계도 중요하다. 추천인이 여럿이라면 자신의 '임상 의사로서의 자질', '연구자로서의 자질', '인격'의 세 가지 측면에서 좋은 코멘트를 써줄 수 있는 사람들을 적절히 조합하면 좋다. 추천서를 볼 권리는 되도록 Waive를 하고, 추천인에게 최소한 자신의 이력서와 자기소개서를 제공해주는 것이 예의다. 추천인이 초안을 써오라고 하는 경우도 있는데, 그 기회를 잘 활용해서 자기의 장점을 최대한 부각하기를 권한다.

펠로 과정 인터뷰에서는 레지던트 인터뷰 때보다 더 많은 사람을 만나게 된다. 미리 프로그램 코디네이터에게 자신의 관심 분야를 얘기해두면 프로그램에서는 그 분야에 적합한 인터뷰어를 매치하려고 노력해준다. 자신의 인터뷰어 명단을 받으면 그들의 프로필과 관심사, 과거 및 현재 연구에 대해 반드시 조사하고 그에 부합하는 질문들을 준비하도록 하자. 인터뷰 때는 당당한 어조와 태도를 유지하고 대화를 자연스럽게 이어나갈 수 있게끔 신경을 쓰는 게 좋다. 인터뷰어가 인터뷰를 지루하다고 느끼면 좋은 인상을 남기기 힘들다. 프로그램에 따라 다르겠지만 연구를 중요시하는 아카데믹한 프로그램에서는 교수진들이 연구 경력과 향후 연구 관심사를 많이 물어볼 것이다. 그러니 자신의 연구에 관해서는 오래된 것이라도 다시 읽고 생각해본 후 인터뷰에 들어가기를 권한다. 그렇게 준비해도 갑자기 생각지 못한 비판이 들어오면 식은땀을 흘릴 수밖에 없다.

연구 경력을 쌓기 위해 지역병원에서 수련받을 때 만약 해당 병원에 유명한 연구자 또는 의사가 없으면 불리할 수도 있다. 그럴 때는 원외 로테이션 기회를 최대한 활용해야 한다. 작은 병원이라면 스스로 갖추고 있지 않은 특수 병동(예를 들어 혈액종양내과 및 심장내과 중환자실 등) 수련은 주변의 대학병원으로 파견을 보내서 하기도 한다. 또한 선택 수련elective이라고 해서, 단기간 자신이 원하는 로테이션을 돌 수 있는 기회가 있으니 잘 활용해서 인맥을 구축하고 연구 활동에 참여할 기회를 잡도록 하자. 짧은 기간 동안 좋은 인상을 주는 것이 쉽지는 않겠지만, 그 기간을 기회로 앞으로 연구 활동을 계속할 수 있는 인연을 만들 수 있다면 금상첨화가 될 것이다.

전문의 수련을 비자를 받아서 했다면 펠로 과정을 지원할 때 가지고 있는 비자도 고려 사항이 된다. 일부 프로그램에선 J-1 비자밖에 지원해주지 않는데, 이미 H-1B 비자를 가지고 있다면 본인은 비자를 전환할 의도가 있다고 해도 대부분의 병원에서 고려조차 하지 않는다. H-1B 비자를 J-1 비자로 전환하는 것은 법률적으로 불가능하진 않지만 현실적으로 쉽지 않은 일이다. 만약 비자 문제가 걸려 있는데 어떤 병원에 꼭 가고 싶다면 그쪽 코디네이터와 프로그램 디렉터에게 직접 연락해서 적극적으로 어필할 필요가 있다. 수련 프로그램을 바꾸게 되면 비자도 새로 받아야 한다. 이미 미국 내에 머물고 있다면 체류 자격만 새로 갱신하게 되는데, 만약 펠로를 시작한 후 미국 밖으로 나갔다가 다시 들어오려면 현지 미국 대사관에서 비자를 새로 받아야 한다.

펠로 과정의 인기는 분과 전문의가 된 이후의 수입과 많은 관련이 있다. 내과에서는 소화기내과, 심장내과, 혈액종양내과, 호흡기/중환자의학 등의 분과가 인기 있으며, 공통적으로 분과 전문의 수입이 일차진료의보다 높다. 일부 분과에서는 분과 전문의의 평균 수입이 일차진료의나 입원전담의의 수입에 미치지 못하기도 하는데, 그런 분과는 펠로 모집에서 미달 사태를 겪기도 한다. 본인의 분과 진료로 환자를 충분히 보지 못하는 개원의들이 일반내과 및 일차진료를 병행하는 경우도 있다.

펠로 과정과 그 이후의 삶

내과의 많은 아카데믹 분과 수련 프로그램들은 펠로들이 연구에 집중할 수 있는 시간을 따로 제공해준다. 보통 첫 1년은 병원에서 입원환자, 컨설트, 외래 등을 보면서 바쁘게 지내는데, 펠로들에게 환자나 병동의 호출을 받게 하는 프로그램도 꽤 있어서 많은 이들이 인턴(내과 1년 차) 시절보다 힘들었다고 회고하기도 한다. 수련이 3년인 프로그램에서는 5개월 정도의 임상 수련을 더 받아야 하지만, 그 외 1년에서 1년 반 정도의 시간은 전적으로 연구를 위해 쓸 수 있도록 보장된다. 물론 자신의 목표가 개원하여 분과 전문의가 되는 것이라면 그 시간 동안 연구 대신 술기를 익히거나 더 많은 임상 경험을 쌓는 데 몰두할 수 있다.

필수 임상 수련을 하는 동안 펠로들의 월급은 병원이나 CMS Center for Medicare & Medicaid Services에서 보조를 받지만, 펠로들이 연구하는 동안의 월급은 프로그램에서 어떻게든 조달해야 한다. 그래서 펠로들에게 연구비 지원서를 쓸 것을 장려하고, 미국국립보건원 NIH에서 받은 수련 기금grant이 있으면 그런 재원을 사용하기도 한다. 필수 수련 기간 외의 시간에 펠로들은 자신의 관심사에 따라 세부 분과 전문의들의 지도를 받으며 더 심화된 전공 과정을 밟기도 하고, 실험실에서 직접 실험하면서 연구를 진행하기도 하며, 환자 자료로 통계 분석 등을 하며 임상 연구를 하기도 한다. 3년의 수련 과정 동안 자신이 진행하던 연구를 다 마무리하지 못한 일부 펠로들은 시간을 좀 더 보내면서 더 큰 주제의 논문을 쓰기도 한다. 그럴 때는 프로그램에서 펠로 기간을 연장해주거나 전임강사Instructor 형태로 그들을 임시로 고용한다. 임상 부담을 일부 주면서 연구를 더 할 수 있게 지원해주는 것이다.

펠로는 어디까지나 수련의 신분이라 이전에 비해 월급이 많이 오르지 않는다. 혼자 생활하기에는 크게 지장이 없는 수준이지만 가족이 있으면 조금 빠듯하다. 그래서 많은 프로그램이 펠로들에게 아르바이트를 할 기회를 제공하는데, 가족이 있는 펠로들은 주말이나 밤에 이런 아르바이트를 하기도 한다. 비자로 미국에 체류하고 있다면 자신이 아르바이트를 할 수 있는지 프로그램에 미리 알아봐야 한다. H-1B 비자로 수련 프로그램 안에서 하는 일정 범위의 아르바이트는 합법이지만, 미국 시민인 동료 펠로들처럼 다른 기관에 나가서 아르바이트를 하면 불법 취업이 된다. J-1 비자는 수련 범위를 벗어나 독립적인 의료행위를 하면서 수입을 얻는 것을 금지하는데, 예외적으로 아르바이트가 지도전문의 감독하에서 이루어진다면 가능하다고도 한다.

많이들 생각하지 않는 부분이지만, 펠로를 지원할 때 한 번쯤은 고려해야 할 것이 있다. 바로 2년에서 3년 동안의 기회비용이다. 추가 수련을 받으면서 저임금을 받는 대신, 전문의 자격으로 취직을 하면 그보다 몇 배 이상의 소득을 올릴 수 있다. 물론 장기적으로 이루고 싶은 꿈이 있고 분과 전문의 수련이 그 목표와 부합한다면 수련을 받는 것이 맞지만, 관성처럼 뭔가 해야 한다는 강박관념으로 펠로를 준비하려 한다면 한 발짝 물러서서 다시 생각해볼 것을 권한다. 실제로 펠로를 준비하려고 취업한 후, 그 소득 수준과 삶의 편안함에 익숙해져서 지원을 포기하는 사례가 종종 있다.

펠로 이후에도 학계에 계속 남아 있기를 희망한다면 수련 중에 연구 시간을 많이 주는 프로그램을 선택하자. 연구 중심 분과 전문의 과정에서는 필요한 최소한의 기간보다 더 연장된 펠로십 프로그램을 제공하기도 하고, 그동안의 연구비와 임금을 국립보건원에서 받은 기금으로 지원해주기도 한다. 그리고 그보다 더 중요한 건 좋은 멘토를 만나는 것이다. 프로그램의 명성이 뛰어나면 좋은 멘토가 될 만한 사람이 있을 가능성이 높지만, 그렇다고 그게 꼭 좋은 멘토를 만날 것을 보장해주진 않는다. 마찬가지로 명성이 조금 떨어지는 프로그램에 가더라도 좋은 멘토를 만나면 스타 연구자가 될 수 있다.

이처럼 중요한 멘토를 선택할 때는 프로그램 디렉터에게 조언을 구하도록 하자. 또한 여러 명을 직접 만나서 그들이 어떤 연구를 하고 있고 그동안의 경력은 어떤지, 그들이 멘토를 해준 펠로들이 어떤 진로를 갔는지 등을 허심탄회하게 얘기해보도록 하자. 여러 명의 멘토 후보를 만나보고 심사숙고해서 결정해야 한다. 만약 멘토 후보가 조금 부족해 보이더라도 가능성이 있고 멘토의 멘토가 수퍼스타라면 학계에서 그 라인lineage에 들어갈 수 있으니 신중하게 생각해보자.

미국 학계도 세부 분야로 들어가면 서로 다 연결되어 있다는 면에서 좁은 사회이긴 하다. 하지만 미국이란 땅 자체가 워낙 넓기도 하고, 학계에서 다른 분야로 나가거나 다른 분야에서 학계로 돌아오는 사람들은 언제나 있다. 마음먹고 어느 정도의 노력을 하면 의과대학에서 첫 번째 교수직은 그렇게 힘들지 않게 찾을 수 있다. 펠로를 하면서 한두 개의 주요 논문을 쓰고 영향력 있는 추천서를 받으면 인터뷰를 받고 오퍼를 받을 가능성이 높아지고, 거기에 학회에서 주는 상이나 연구비를 받은 경력이 있다면 가능성은 더 커진다.

대학병원의 교수직은 정년 보장이 가능한 종신교수 트랙Tenure track과 그렇지 않은 비종신교수 트랙Non-Tenure track이 있는데, 두 자리의 차이는 생각보다 크지 않다. 종신교수 트랙과 비종신교수 트랙에 관한 비교는 11장에서 자세히 하도록 하겠다.

분과 전문의 자격을 취득한 후에는 커뮤니티에 나가서 개원하거나 그룹프랙티스에 합류하게 되는 경우도 많다. 앞서 설명했듯이 미국은 개방병원 시스템을 채택하고 있다. 자신이 개원한 오피스에 전공 관련 시술을 할 수 있는 시설이 없더라도 주변 지역 병원에 의료진으로서 사용 권한privilege을 얻으면 그 병원의 시설을 자유롭게 쓰면서 자신의 전공을 살릴 수 있다. 그룹프랙티스에서는 처음에는 그룹에 고용되어 월급을 받다가 어느 정도 환자를 늘리고 신뢰를 쌓으면 지분을 사서 파트너가 될 수 있는 가능성이 열려 있다. 파트너가 되면 월급을 받는 대신 자신의 진료 수입과 프랙티스의 수입을 배분받을 수 있는 권리를 얻게 된다. 프랙티스가 법인으로 투자자산이 있다면 그 투자에서 발생하는 수익도 배분받을 수 있어서 개원의는 경제적인 면에서는 철저히 피고용인 신분인 교수보다 훨씬 여유로운 편이다.

일부는 수련 이후 대학교수로 경력을 몇 년 쌓은 뒤 제약업계 등에 진출하여 연구 의사가 되기도 한다. 미국은 제약회사에서 일하는 의사들도 일주일에 한 번 정도는 주변 의과대학에서 외래 진료를 유지할 수 있게 해주곤 해서 임상 현장을 완전히 떠나는 부담은 적은 편이다.

펠로, 해도 되고 안 해도 된다

미국에서 펠로 과정은 전문의 과정 후 심화 전공으로 분과 전문의가 되고 싶은 사람들을 위한 것으로, 한국과 달리 교수가 되기 위한 준필수 요건은 아니다. 따라서 자신이 원하는 진로에 부합할 때만 추가 수련을 받는 것이 좋다. 미국에서는 분과 전문의 수련 이후에도 전공을 살려 개원(커뮤니티 프랙티스에서 일하는 것)을 할 수 있는 옵션도 열려 있으므로 학문에 뜻이 없더라도 펠로 과정을 밟는 것을 고려할 수 있다. 반대로 분과 전문의 수련을 받지 않아도 학계에 남아서 연구할 수 있는 기회도 있으니 학계에 진출하는 것을 목표로 삼는다고 해서 펠로 과정이 꼭 필수가 되는 것은 아니다.

나의 이야기—혈액종양내과 펠로 지원 경험담

나는 학생 시절부터 종양내과에 관심이 많았고 일찌감치 종양내과에 지원하리라고 마음먹고 있었기 때문에 분야에 대한 고민은 거의 하지 않았다. 의과대학 시절, 방학 동안 실험실에서 일하면서 운 좋게 중간 저자로 〈SCI〉 저널에 이름을 실었고 보건대학원을 다니면서 졸업논문을 쓴 경험도 있었다. 덕분에 연구 경험이 조금 있다는 장점이 있긴 했지만 그렇게 좋은 논문들은 아니라서 다른 지원자들과 크게 차별화되진 않았다. 또 H-1B 비자를 가지고 있었기 때문에 비자 문제에서도 그다지 매력적인 지원자는 아니었다.

내가 펠로 과정에 지원할 당시는 2년 차 초반에 지원서를 내고 중반에 인터뷰하면 2년 차가 끝나기 전에 매치가 발표되는 시스템이었다. 따라서 바쁜 1년 차 시절을 보내며 경력을 보강할 시간과 기회가 그리 많지 않았다. 나도 1년 차 때는 첫 미국 생활에 막 적응하는 중이었고 영어도 능숙하지 못해서 어텐딩들에게 좋은 인상을 주지 못했다. 좋은 추천서를 기대하기도 힘들었다. 그래서 전략적으로 2년 차 초반에 외부 암센터 파견 업무에 지원해서 그 기간에 같이 일한 어텐딩들에게 최대한 좋은 인상을 주고자 노력했다. 다행히 그 덕분에 유명한 종양내과 의사 두 분에게 강력한 추천서를 받을 수 있었다.

지원할 때는 모든 프로그램에 전화나 이메일로 연락해서 H-1B 비자를 받아줄 수 있는지 확인하고 가능하다고 대답한 프로그램에만 지원했다. 그렇게 마흔 개 정도의 프로그램에 지원했고 여섯 군데에서 인터뷰 연락이 왔다. 막상 인터뷰 초청을 받고 보니 나에게 연락을 준 프로그램들은 내가 수련받은 곳 근처에 있어서 같은 병원 출신들을 잘 알고 있거나, 아니면 내가 예전에 로테이션을 돌아서 나를 잘 아는 프로그램들밖에 없었다.

인터뷰는 대부분 아카데믹한 측면에 집중해서 이뤄졌다. 나중에 인터뷰어가 되어보니 평가 항목에서 'academic potential'이 차지하는 비중이 상당히 크다는 사실을 알 수 있었다. 펠로 인터뷰에는 레지던트 인터뷰와 달리 4~6명의 교수들이 들어왔다. 인터뷰 때는 프로그램 소개에 많은 시간이 할애되고 지원자의 관심사와 성격이 프로그램과 잘 맞는지도 중점적으로 보았다. 인터뷰 후에는 언제나 감사 이메일Thank you letter을 썼는데, 답장 여부와 매치 결과는 크게 관계가 없는 것 같다.

11장.

아카데미아 안에서 살아남기

강현석 | 조도연

아카데미아에 진출할 것인가?[•]

이번 장은 대학에 있는 의사들에 국한되지 않고 의대생 및 레지던트 모두에게 해당될 것이다. 경쟁 사회에 살고 있는 우리가 어떻게 하면 스펙을 잘 쌓아서 다른 사람들과 차별화될 수 있는지 나의 개인적인 경험을 토대로 이야기해보고자 한다.

우선 대학에 있으면 몇 가지 장점이 있는 것이 사실이다. 본인의 연구 결과를 국내 및 국제 학회에 발표하는 영광을 보다 쉽게 가질 수 있고 거기에 따르는 명예를 얻을 수 있으며, 자신이 가르

• 조도연

친 제자들이 세상에 나가 활약하는 모습을 지켜보는 보람도 느낄 수 있다. 또한 연구가 성공적일 때는 언론에 보도되거나 각종 학회에서 상을 받는 영광을 얻을 수 있다. 관련 분야 서적을 직접 출판할 수도 있고, 공동 저자로 책을 낼 기회도 쉽게 접할 수 있다. 반면 대학 근무의 단점이라면 (한국과 마찬가지로 미국도) 개원의들에 비해 평균적으로 낮은 연봉일 것이다. 또한 기초 관련 연구를 한다면 연구비 획득 자체가 스트레스로 다가올 수도 있다.

아카데미아에 진출해야 할지 말지 등 쉽지 않은 결정을 내리기 위해서는 다음과 같은 점을 먼저 고려해야 한다. 첫째, 본인의 인생 목표와 가치를 생각해봐야 한다. 앞서 말한 내용처럼 자신의 인생의 목표와 가치에 부합하다면 문제가 없을 것이다. 둘째, 적성에 맞는지 고민해봐야 한다. 대학교수로서 의대생 및 레지던트를 교육하고 연구논문을 작성하며 연구비 획득을 위한 활동을 하는 것이 자신의 적성과 맞는지 살펴보자. 적성에 맞지 않으면 과정 하나하나가 스트레스로 다가올 수 있다. 셋째, 경제적 문제다. 앞서 말했듯이 대학에 있으면 개원의보다는 연봉이 적을 수밖에 없다. 따라서 학자금 대출이 많고 부양해야 할 가족이 많은 이에게는 쉽지 않은 선택일 수 있으며 가족의 전폭적인 지지가 있어야 한다.

1. 승진을 위한 세 가지 항목

앞서 말했듯 미국 의과대학에 발령받게 되면 크게 종신교수 트랙과 비종신교수 트랙으로 나뉘게 된다. 그리고 그 트랙 안에서 위치가 정해진다. 스탠퍼드 의과대학에는 한국과 마찬가지로 조교수, 부교수, 교수의 대략 세 가지 트랙이 있는데, 보통 부임할 때 경력에 따라 대학의 승진위원회에서 직책을 결정해준다. 내가 있는 앨라배마대학교는 전임 발령을 주로 조교수Assistant Professor부터 시작하지만 하버드대학교는 항상 전임강사부터 발령이 난다고 한다. 다음 단계로의 승진 역시 대학마다 차이가 있는데, 현재 내가 있는 대학의 규정을 중심으로 이야기해보고자 한다.

조교수로 부임을 받으면 3~5년 후에 부교수가 되고, 다시 3~5년 후 교수로 승진할 수 있는 승진심사를 받을 수 있다. 발령을 받고 5년 내에 언제든 승진심사를 신청할 수 있으나, 승진심사에서 두 번 이상 통과하지 못하면 승진심사 신청을 더는 할 수 없게 된다. 종신교수 트랙으로 임명됐을 때 승진하기 위해서는 세 가지 항목(연구, 서비스, 교육) 중에서 자신이 두 가지 이상 뛰어나다는 사실을 증명해야 한다. 조교수에서 부교수로 승진하기 위해서는 미국 내에서 뛰어남national reputation을, 부교수에서 교수로 승진하기 위해서는 세계적으로 뛰어남international reputation을 보여주어야 한다. 각 항목을 자세히 살펴보면 다음과 같다.

첫 번째 '연구'는 논문을 얼마나 썼는지, 본인이 얼마나 그 논문에 기여를 했는지가 평가 지표가 된다. 매치를 앞둔 의대생은 어떤 형태로든 논문에 이름만 들어가도 참작이 되지만, 의대 교수는 그 연구에 본인이 얼마나 기여했는지가 관건이 된다. 즉, 제1

저자 또는 교신저자로 들어가야 하며, 승진을 위해서는 많은 논문에 교신저자로 들어가야 한다. 이때 논문의 수를 중요시하는 대학이 있는가 하면, 얼마만큼 본인이 쓴 논문이 인용되었는지를 중요시하는 곳이 있고, 영향력 있는 저널에 논문이 얼마나 실렸는지를 평가하는 곳도 있다. 연구비를 얼마나 가졌는지도 중점적으로 본다. 국립보건원 연구비를 얼마나 받았는지에 따라 미국 대학 순위가 매겨지기 때문에 각 대학, 특히 의과대학에서 서로 경쟁적으로 고급 두뇌들을 스카우트해가면서 연구비 늘리기에 앞다투고 있다. 따라서 국립보건원에서 받은 연구비가 많으면 더 좋은 조건으로 자리를 쉽게 옮길 수 있는데, 외국인은 최소한 영주권이 있어야 국립보건원 연구비를 신청할 수 있으며 MD들은 PhD들과 경쟁해야 해서 절대 쉽지 않다. 연구를 통해 학회나 협회 등의 수상 여부, 미국 타 대학이나 국제학술대회 등에 초빙되어 강의한 이력도 반영된다. 강의 및 발표 횟수도 많을수록 도움이 된다.

두 번째 '서비스'는 본인이 과, 대학, 학회, 지역사회의 발전을 위해서 얼마나 노력하고 봉사했는지를 평가하는 항목이다. 이는 주관적인 면이 많아서 평가하기 어려울 수 있으니 객관적인 자료를 모으는 것이 중요하다. 예를 들어 분과별 학회 및 지역한인회에서 했던 이사 활동이나 의료봉사활동 등이 해당한다. 나는 미국이비인후과학회 및 미국비과학위원회에서 여러 역할을 하면서 감사장이나 위원회 활동 보고서 등을 받았는데, 이런 자료들을 하나씩 쌓아두는 것이 많은 도움이 됐다. 이는 레지던트 지원을 하고자 하는 의대생들에도 모두 해당된다. 봉사활동을 할 때는 가능하면 증명서를 발급받을 수 있거나, 인터넷에서 검색이 가능한 활동을 하기를 추천한다. 예를 들어 내가 한국국제보건의료재단에서 공중보건의사를 하면서 우리나라를 대표해 세계보건기구 총회에 참석했던 적이 있는데, 당시 참석자 명단이 지금도 총회 자료에 남아 있어 검색이 가능하다. 이런 자료들은 모두 증빙 서류가 된다.

마지막 '교육'은 학생이나 레지던트들을 얼마나 잘 가르쳤으며, 멘토로서 얼마나 많은 도움을 주었는지를 본다. 특히 앞서 이야기한 레지던트 평가가 중요하다. 레지던트들의 교수 평가가 승진에 반영되기 때문이다. 따라서 진정한 스승으로서 레지던트들을 성심성의껏 가르쳐야 하며, 결코 갑질 같은 것을 해서는 안 된다. 레지던트 교육 능력을 인정받아서 매년 한 명에게 주는 '올해의 교수상'을 받으면 승진에 아주 많은 도움이 된다. 나는 같이 일하는 PA 간호사PA; Physician Assistant나 전담간호사NP; Nurse Practitioner도 따로 불러서 별도로 교육하는데, 이렇듯 대학에 있으면 레지던트뿐만 아니라 대학에 있는 의과대학 학생 및 간호학과 학생들 역시 교육 대상임을 명심해야 한다. 또한 교육 관련 프로그램을 새로 만들거나 교육 관련 논문을 발표하는 것도 평가 항목에 포함된다. 임상을 하는 교수들은 별도의 대학원 과정을 가지고 있지 않는 한 대학원생의 평가를 직접적으로 받진 않지만, 직접 대학원

과정을 운영한다면 대학원생의 수업 평가도 매우 중요하다.

2. 아카데미에서 살아남기

다음은 한 응급의학과 논문에 나온 '아카데미에서 살아남기 위한 9가지 팁'을 풀어서 이야기해보고자 한다.*

첫째, 구체적인 목표를 정해야 한다. 이상적인 목표가 아닌 더욱 명확하고specific & clear, 측정 가능하고measurable, 달성 가능하며attainable within your ability, 현실적realistic인 목표여야 한다. 그리고 자신의 현재 속도로 제시간에 달성이 가능해야 한다.

둘째, 자신과 코드가 맞는 멘토를 구해야 한다. 나의 미국 생활에는 멘토가 아주 큰 영향을 미쳤다. 미국에서 의사를 하기로 결정하기까지 절대 쉽지 않은 과정이었지만 멘토가 있어서 가능했다. 우리는 살면서 많은 멘토를 만난다. 간혹 본인과 전혀 코드가 맞지 않는 멘토도 있고, 처음에는 잘 맞는 듯했는데 나중에는 전혀 아니었던 멘토도 있다. 소설책에서나 나올 법한 완벽한 멘토 역시 없는 것 같다. 하지만 스탠퍼드대학교 이비인후과의 피터 황Peter Hwang 교수를 만난 후 내 인생에서 불가능해 보였던 많은 것들이 가능해졌다. 그분이 어떤 전지전능한 힘을 발휘해서가 아니라, 나에게 해준 조언 하나하나가 힘이 되고 나의 많은 부분을 변

---

* https://www.acepnow.com/article/strategies-success.

화시킨 덕분이었다. 요즘도 어려운 일이 생겨 조언이 필요할 때면 언제나 그분에게 연락한다. 그리고 나도 누군가에게 그런 멘토가 될 수 있기를 바란다.

셋째, 책임감 있는 멘티가 되자. 아무리 좋은 멘토를 만나도 스스로 책임감 있는 행동을 하지 않으면 그 관계는 유지될 수 없다. 나는 미국에서 레지던트를 시작할 때 멘토와 다짐을 했다. 레지던트를 하면서 한 해에 최소 한두 개의 논문을 쓰고 레지던트가 끝나면 'Surgeon Scientist'가 되겠다는 다짐이었다. 저연차 레지던트 때 일이 힘들어서 제대로 연구하기 힘든 상황에서도 이 다짐을 잘 지켜서 매년 한두 개의 논문을 썼고 레지던트를 마친 후 마침내 Surgeon Scientist로 취직했다. 물론 그러면서 잃은 부분도 있었다. 나의 개인 삶이 거의 없었던 것이다. 조금 아쉽기도 하지만 당시에는 나름대로 최선을 다했으니 후회하진 않는다.

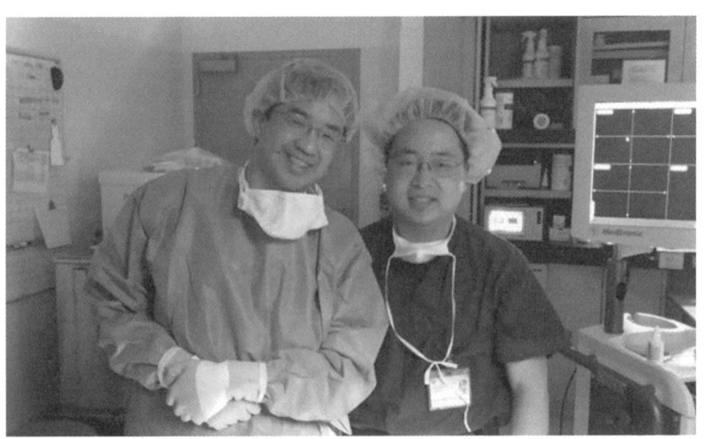
나의 멘토이신 피터 황 교수님과 함께

넷째, 한 분야에서 자신만의 니치niche를 가진 전문가가 되어야 한다. 물론 자신만의 니치를 찾는다는 건 쉬운 일이 아니고 시간도 걸린다. 그러나 니치는 꼭 기초연구나 임상에 국한되지 않으며, 개인의 경험에 따라 다를 수 있다. 인터넷 기술IT, 헬스케어 정책Healthcare policy, 인공지능AI, 컴퓨터 이미징Computer imaging, 메디컬 일러스트레이션Medical illustration 등 여러 분야가 존재한다. 본인의 적성에 맞고 남들보다 뛰어난 그런 니치를 발견하는 것이 중요하다.

다섯째, 자신에게 필요한 교육에 과감히 투자해야 한다. 누구에게나 부족한 부분이 있으며, 자신이 부족한 분야를 빨리 발견해서 개선할 수 있도록 투자하는 것이 중요하다. 한 가지 예로, 요즘 미국에서는 좋은 리더가 되는 방법에 대한 리더십 교육Leadership training이 많은 의사들에게 인기를 끌고 있다. 이 교육은 토론 중 설득력을 높이는 방법은 물론, 자신도 모르게 사용하는 잘못된 표현이나 실수 등을 하나하나 고쳐준다고 한다. 미국인들은 남이 싫어하는 말을 잘 하지 않는 성향을 가진 탓에 자신의 실수나 문제를 스스로 발견하기가 쉽지 않기 때문이다.

여섯째, 주변의 지인들과 네트워크를 형성해야 한다. 자신과 다른 분야에서 일하는 사람들이 무엇을 연구하고 있는지, 현재의 관심사는 어떤 것인지 등을 알아볼 필요가 있다. 특히 주변 사람들과 좋은 관계를 유지하고 서로 시너지 효과를 내는 것이 중요하다. 나도 네트워크 형성에 소홀했던 것을 후회할 때가 많으며, 주변에서도 남들과 소통하지 않고 자신의 업무만 해나가다가 문제가 생기는 경우를 종종 보았다. 서로 부족한 부분을 채워주면서 관계를 쌓아가는 방법은 우리가 학교에서 배우지 않다 보니 처음에는 개인적으로 터득하기 쉽지 않아 꾸준히 해나가야 한다.

일곱째, 외부에서 평가되는 부분, 즉 논문 발행이나 교육 관련 포트폴리오 작성을 미루지 말자. 나의 멘토이신 피터 황 교수가 조언해주길, 의과대학 교수는 1년에 최소 두 편 이상의 교신저자 논문을 내야 한다고 한다. 논문은 교수가 처음부터 끝까지 쓰는 것이 아니라, 보통 레지던트가 작성을 시작해서 교수가 함께 완성하게 된다. 그 과정에는 논문 쓰는 방법이나 데이터 분석법에 관련한 레지던트 교육이 포함된다. 또한 이력서는 최소 6개월에 한 번씩 업데이트해서 자신의 이력에 부족한 부분이 없는지 스스로 확인하도록 하자.

여덟째, 연구비를 지원받을 수 있는 방법을 찾아야 한다. 이 항목은 대학에서 연구하는 교수에게 더 연관이 있다. 연구를 하려면 돈이 필요하다. 그래야 재료, 기구, 시약을 구매하고 함께 일하는 연구원에게 월급을 줄 수 있다. 내가 근무하고 있는 앨라배마 대학교의 시간당 최저임금은 11달러이다. 캘리포니아나 다른 주는 최저임금이 더 높아(보통 시간당 15달러), 연구원 한 명을 고용하기가 쉽지 않을 수 있다. 게다가 풀타임으로 고용하면 의료보험비 등 의무 수당이 생겨서 고용주가 월급의 33%를 더 지불해야 한다. 그렇다면 연구비 지원은 어떻게 받을 수 있을까? 대학마다 다르지만, 처음에 자리를 잡으면 대학에서 스타트업 연구비를 지원해준다. 그 기간이 끝나기 전에 본인이 어딘가에서 연구비를 가지고 와야 대학의 지원이 끝난 이후에도 연구실을 계속 운영할 수 있다. 일반적으로 미국의 각 학회나 협회에서 연구비 받는 것을 시작으로 점차 국립보건원에 문을 두드리게 된다. 그 밖에 관련 분야의 제약회사나 의료기 업체 등에서 이뤄지는 동물 및 임상시험에 참여하면 역시 연구비를 신청해서 받을 수 있다. 이때 여러 대학과 경쟁해야 하므로 본인만의 니치가 있으면 연구비를 비교적 쉽게 받을 수 있다.

마지막으로, 병원에 있는 각종 위원회와 의대생 및 레지던트 관련 업무에 신경을 쓰도록 하자. 학회 일도 있고, 환자도 봐야 하고, 수술도 해야 하는 등 많은 업무에 시달리겠지만, 병원과 대학의 여러 업무에도 신경을 써야 한다. 의대생과 레지던트 관련 강의나 병원 내부 위원회의 보직을 맡고 있다면 매끄럽게 진행하여 좋은 평가를 받는 것이 중요하다.

3. 의대생들의 차별화 전략

이 책을 읽고 있는 의대생들이 미국에서 레지던트가 되고자 준비할 때 도움이 될 수 있는 차별화 전략으로는 무엇이 있을까? 먼저 될 수 있는 한 많은 논문에 이름을 넣도록 하자. 제1저자가 되면 좋겠지만, 그러지 못할 때는 이름만 들어가도 된다. 펍메드에서 검색이 가능한 논문에 이름이 실려야 효과가 더 크다. 논문이 없으면 학회 초록이나 포스터에라도 이름이 실려야 한다. 학회

초록 등이 인터넷에서 검색이 가능하면 효과가 클 것이다. 또 형식적으로 이루어지는 로테이션도 좋지만, 어떤 증명서를 받을 수 있는 과정(예를 들어 Clinical research specialist)을 이수하는 것도 많은 도움이 된다.

그 밖에 휴가가 명절에 시간이 되면 봉사활동을 하기를 추천한다. 예를 들어 적십자사나 기타 의료봉사 등이 해당된다. 제2외국어도 배워두면 큰 도움이 된다. 영어가 어느 정도 수준에 올랐다면 스페인어나 중국어를 배우도록 하자. 특히 캘리포니아나 플로리다 등지에서 일하고 싶은 지원자에게는 스페인어가 거의 필수가 되어가고 있다. 경쟁력 있는 대학이나 과에 지원하고자 한다면 관련 분야의 연구실에서 일하는 것도 추천한다.

마지막으로, 본인의 다양성diversity을 활용하자. 외국에서 의과대학을 나온 IMG로서 미국 의과대학의 대학교수로 정년을 보장받는 종신교수가 되는 건 개인적으로도 큰 영광이며 도전해볼 만한 목표다. 나는 최근 한 교수의 강의를 통해 미국 내에서 여성이나 유색인종이 (특히 외과 분야에서는 더더욱) 레지던트 과정에 수련받을 수 있게 된 지가 그리 오래되지 않았다는 사실을 알았다. 그 교수의 이름은 다나 M.톰슨Dana M. Thompson으로 현재 시카고 앤·로버트 H. 루리 아동병원의 소아이비인후과 과장으로 있는 흑인 여성분이다. 교수 본인이 메이오 대학병원에서 수련을 받던 1991년 당시 일반외과의 첫 흑인 여성 인턴이었고 이비인후과의 첫 흑인 여성 레지던트였으며, 미국 이비인후과에서 수련을 받는 네 번째

흑인이자 여성으로서도 미국 이비인후과에서 네 번째였다고 한다. 많은 편견을 무너뜨리고 그 자리에 오르기까지 엄청난 노력을 했음을 알 수 있었다. 병원에서는 의사가 아닌 청소부나 심부름꾼으로 오해받기 일쑤였고, 흑인 여성으로서 당당히 인정받기 위해 남들보다 네 배 이상의 노력을 했다고 한다. 그분의 숨은 노력이 있었기에 이후에 많은 여성들과 유색인종들이 미국 외과 및 이비인후과계에서 활발하게 활동하게 된 것이 아닐까. 스탠퍼드대학만 봐도 현재 외과계에서 여성의 비율이 50%를 넘는다. IMG도 이 사례와 마찬가지라고 생각한다. 그 분야의 톱이 되기는 쉽지 않겠지만 미국 대학의 아카데미아 안에서 살아남아서 그 분야의 리더십 위치에 오른 이들이 많을 때, 비로소 IMG의 목소리가 충분히 반영된 의료정책이 나오지 않을까 조심스럽게 생각해본다.

아카데미아 관련 팁

1. 니치 공략하기[•]

아카데미아에 진출하는 방법으로는 여러 가지가 있겠지만 앞서 말한 니치를 공략하는 것도 좋은 방법이다. 나는 종양내과에서 비교적 비인기 분야인 두경부암을 선택했는데, 덕분에 펠로십

• 강현석

끝나고 교수직에 지원할 때 많은 러브콜을 받았다. 그 후 면역항암제의 발달로 두경부암 분야가 폭발적인 성장을 하면서 또 많은 기회를 얻을 수 있었다. 비인기 분야라 해도 언제까지고 그럴 거라는 보장은 없다. 본인의 적성과 흥미에만 맞는다면 비인기 분야에 과감하게 도전하는 것도 의미 있을 것이다.

2. 종신교수 트랙 vs 비종신교수 트랙

앞서 미국 의과대학에는 종신교수 트랙Tenure track과 비종신교수 트랙Non-Tenure track의 두 가지 패컬티 트랙Faculty track이 있다고 했는데 이 둘을 비교해보자. 일반적으로 종신교수 트랙이 더 좋은 자리라고 알려져 있지만 꼭 그런 건 아니다. 우선 학교에 따라 종신교수 트랙 숫자가 매우 제한적일 수 있다. 예를 들어 캘리포니아 대학교는 종신교수 트랙에 해당되는 'Ladder rank professor'가 과별로 10명 안팎이어서 종신교수 트랙에 들어가기란 하늘의 별 따기에 가깝다. 게다가 종신교수 트랙은 비종신교수 트랙에 비해 승진 요건이 까다로워서 비종신교수 트랙이라면 쉽게 승진할 수 있는 상황에도 종신교수 트랙이라서 몇 번씩 승진에 누락되기도 한다. 또한 비종신교수 트랙의 고용 안정성은 종신교수 트랙과 크게 차이가 나지 않는다. 어떤 패컬티 트랙이든 의과대학 교수를 대체하기란 매우 어려운 일이기 때문이다. 환자를 거느린 의과대학 교수를 해고하면 그 교수에 딸린 환자들까지 병원을 이탈할 가능성이 높아서 쉽게 해고할 수 없다. 그리고 종신교수 트랙으로 가더라도 그건 자리 보장이지 임금 보장이 아니기 때문에 연구비를 많이 따오지 못하면 임금 보전을 위해 환자를 많이 봐야 한다. 만약에 학교를 나가 프라이빗 프랙티스Private practice로 가면 그보다 훨씬 많은 임금을 받을 수 있어서 그 많은 환자를 보면서까지 교수를 할 사람은 많지 않다. 실질적으로 종신교수 트랙과 비종신교수 트랙이 크게 차이 나지 않는 이유다.

3. 내과 분야 조언

내과에서는 과의 특성상 리서치 분야가 크게 강조된다. 내과 분야에서 아카데미아에 진출하고 싶다면 되도록 빨리 연구에 참여하기를 권한다. 처음에는 비교적 접근하기 쉬운 후향적 임상 연구나 역학 관련 연구부터 시작하는 것이 좋다. 기초를 탄탄하게 하기 위해서 보건학석사M.P.H. 같은 학위를 먼저 수료하는 것도 고려해보자. 학위 자체보다는 논문을 작성해본 경험이 앞으로의 커리어에 크게 도움이 될 것이다. 특히 내과의 인기 분야(심장혈관, 소화기, 혈액종양)는 연구 경험 없이는 들어가기 힘들다. 가장 좋은 건 레지던트를 시작하기 전인 학생 때부터 연구에 참여해 경험을 쌓는 것이지만, 레지던트를 시작한 이후라도 본인의 수련 병원이나 주변의 대학병원 교수들에게 적극적으로 접근해서 연구 경험을 쌓기를 바란다.

12장.

아카데미아 밖에서 살아남기

박찬왕

병원 직원이 아닌 의사로 살아남기

미국 의사로서 아카데미아는 어떻게 정의하는지에 따라서 그 경계가 매우 다를 수 있다. 적어도 이 장에서는 '대학'에서의 종신교수 트랙Academic Tenure track을 제외한 직업 전반에 관한 내용을 다룰 것이다.

미국 의사와 한국 의사는 직업적인 면에서 많은 공통점과 차이점이 있지만, 그중 가장 핵심적인 차이를 하나만 꼽으라면 '의사가 병원 직원이 아닐 수 있다'는 점이다. 미국에서는 일반적으로 의사와 병원이 별도의 주체이며, 따라서 의사가 특정 병원 한 곳에서만 진료를 봐야 할 이유가 없다. 클리닉에서 외래환자를 보면서 병원에서 수술하고 입원환자를 보는 등 의사의 업무는 크게 다르지 않지만, 클리닉이 한 곳 이상일 수 있고 수술과 입원환자를 보는 병원도 물론 한 곳 이상일 수 있다. 한국이 미국과 같은 상황이라고 가정해서 사례를 예시로 만들어보면 다음과 같다.

> 의사 A는 서울대학교 병원에서 월/수 오전에는 수술하고 오후에는 같은 병원 클리닉에서 외래환자를 본다. A는 서울대학교 임상 부교수 타이틀이 있으며 외래와 수술실에서 레지던트를 가르친다. 화/목에는 다른 파트너 3명과 함께 운영하는 강남의 작은 프라이빗 클리닉에서 레지던트 없이 환자를 본다. 금요일에는 잠실에 있는 외래수술센터에서 온종일 수술한다. 이때 환자들은 주로 강남의 클리닉에서 외래를 보는 환자들이지만, 간혹 서울대병원 클리닉에서 오기도 한다.

이처럼 미국 의사는 병원과 별개의 존재로 특정 병원이나 대학 등에 소속될 필요가 없다. 의사의 자유가 높은 덕분에 생기는 장점도 있지만 이로 인한 단점도 만만치 않았다. 만약 사례 속 의사 A가 강남에서 일하는 화/목/금에 서울대병원에 입원한 환자에게 문제가 생기면 누가 이 환자를 볼 것인가? 또한 병원 관점에서도 의사 A는 병원의 이익을 반드시 대변하지 않을 수도 있다. 이런 문제점을 개선하고자 병원에 고용되어 병원의 관점에서 환자를 보는 의사들이 생기기 시작했는데, 이들이 바로 입원전담전문의다. 일반 의사들이 병원 소속이 아니기 때문에 병원 소속임을 의미하는 호스피탈리스트Hospitalist, 즉 입원전담전문의가 생겨난 것이다. 흔히 입원환자를 전담해서 보는 일반내과 의사를 입원전담 전문의라고 알고 있지만, 같은 개념으로 소아청소년과 입원전담 전문의도 있고 산부인과 입원전담전문의도 있다. 미국은 워낙 고용의 형태가 다양하다. 현재 이 입원전담전문의라는 개념은 반드시 직업과 고용의 형태만을 뜻하지 않으며, 개인 의사가 클리닉을 운영하면서 입원전담전문의팀에 합류해서 시프트를 공유하는 방식으로 입원전담전문의의 역할도 동시에 수행할 수 있다.

독립적인 의사들은 솔로프랙티스Solo practice 형태로 개인 의사로서 활동할 수 있다. 개인 소유의 클리닉을 운영하면서 직원을 직접 고용하거나, 시설 및 인력 일부를 다른 기관에서 이용하는 식으로도 가능하다. 솔로프랙티스는 모든 이익을 독점하며 의사 결정을 혼자서 할 수 있지만 그에 따르는 책임과 의무도 있다. 따라서 솔로프랙티스를 운영하는 많은 이들이 네트워크 형태의 느슨한 매니지먼트 그룹에 참여해서 일정 비용을 지불하고 운영에 도움을 받는 방식으로 일한다. 또한 몇 명이 모여서 그룹을 형성하는 그룹프랙티스를 결성해서 이익과 비용을 분담하며, 스케줄을 정해서 번갈아 휴가를 가고 서로의 환자를 봐주기도 한다. 전공에 따라서는 수백 명이 속한 대형 그룹이 형성되어 비교적 규모가 있는 사업체의 형식을 가진 그룹프랙티스를 결성하기도 한다. 규모가 큰 그룹을 형성하는 가장 큰 이유는 결국 협상력과 규모의 경제 때문이다. 최근에는 여러 병원에서도 이윤 추구를 목적으로 앞서 말한 입원전담전문의와 같이 의사를 직접 고용하거나,

의사 그룹의 지배권을 인수하는 등 직간접적으로 의사를 고용하는 추세다. 심지어 병원에 고용된 의사employee들이 자영self-employed 형태로 일하는 의사보다 많아졌다고 한다. 이렇듯 병원에서 직간접적으로 고용하는 의사들의 비중을 공격적으로 늘려가면서 의사들의 자유를 제한하는 일이 비일비재해졌고, 이에 대항하기 위해 의사 그룹들도 몸집을 키우며 병원의 움직임에 제동을 걸고자 하는 것이다.

미국의 보험제도

의사가 병원과 다른 독립적인 존재일 때는 환자가 받는 청구서도 완전히 분리되어 있다. 한국에서 흔히 접하는 미국 뉴스에서 보도되듯이, 환자가 맹장수술 한 건당 1만 달러라는 청구서를 받아도 이 금액에는 병원에서 발생한 비용이 대부분을 차지한다. 외과 의사와 마취과 의사는 환자에게 각각 천 달러 정도씩을 따로 청구한다고 생각하면 된다. 그나마 청구하는 천 달러를 다 받을 수도 없다. 그 이유는 간단하다. 미국 의사가 한국 의사와 구분되는 또 다른 중요한 이유에서인데, 바로 다양한 형태의 '보험' 때문이다. 의료비 청구 대상인 메디케어와 메디케이드Medicaid가 차지하는 비중은 2017년 기준으로 약 38%이며 이는 의사나 병원의 입장에서 수가 협상의 대상이 아니다. 그러나 나머지 60% 정도는 여러 가지 형태의 사보험으로 의사가 각 보험사와 수가를 협의해놓은 대로 지급받는다. 즉 의사가 환자에게 천 달러를 청구해도 A 보험사와 300달러에 수가를 협의해놓았다면 300달러만 지급받고, 보험사는 자랑하듯 환자에게 우리 보험이 300달러로 깎았다며 생색을 내는 것이다.

사보험 환자를 보는 것이 정부 환자만 보는 것보다 수익이 더 나는 것은 사실이지만, 그렇다고 사보험이 마냥 좋은 것도 아니다. 만약 사보험이 30개인데 각각의 사보험에서 환자를 다 받고 싶다면 의사는 30곳의 보험사와 협상해야 한다. 또한 사보험에서 의사한테 이유 없이 많은 돈을 줄 것이라고 생각하면 큰 착각이다. 가령 B 보험 입장에서 의사 A가 큰 영향력이 없고 굳이 이 의사에게 환자들이 가지 않아도 별문제가 없다고 생각되면 상당히 고압적인 협상이 이루어질 수 있다. 의사 A는 불합리한 조건을 받아들이거나 B 보험 환자를 포기해야 하는 상황에 처하게 될 수 있다. B 보험을 가진 환자가 소수라면 의사 A가 그런 조건을 받아들일 이유는 없지만, 만약 적지 않은 숫자라면 고민을 하게 한다. 실제로 환자를 가장 많이 보유한 보험사 중 한 곳은 메디케어와 거의 비슷한 수준의 수가를 지불하는 것으로 잘 알려져 있고 이 보험사를 협상으로 끌어들여 더 좋은 조건을 받아내려면 의사에게도 상당한 수준의 협상력이 필요하다. 이런 어려움이 보험을 다뤄야 하는 의사들로 하여금 진정한 의미의 솔로프랙티스로 살아남는 것을 어렵게 한다.

따라서 의사들은 대규모 네트워크에 참여하여 수가 협상을 네트워크 수준에서 하거나 그룹프랙티스를 형성한다. 예를 들어, 한 도시 인구의 반에 해당하는 마취과 의사를 보유하고 있는 그룹과 협상이 깨진다면 어떨까? 이로 인해 보험사 고객들이 천 달러에 해당하는 청구서를 받았을 때 그것을 개인적으로 지불해야 하거나 의사와 개별협상을 해야 한다면 보험사 입장에서도 리스크가 클 수밖에 없다. 이것을 서프라이즈빌Surprise bill이라고 하는데, 이는 의사 그룹이 보험사를 상대로 향후에 자신들과 협상이 결렬되면 환자들이 실제로 이런 청구서를 받게 될 것을 보여주는 일종의 협상의 도구인 셈이다.

미국 의사가 한국 의사와 비슷한 점은 정부 정책의 방향과 규제에 있다. 세계 어느 나라든 의사 3명만 모이면 갈수록 의사로 살기 힘들다는 대화를 한다는 농담이 있다. 미국도 예외는 아니다. 앞서 이야기한 대로 아직은 의사가 독립적으로 활동할 수 있지만, 정부에서 추진하고 있는 〈포괄수가제Bundled Payment System〉와 병원들의 경쟁적인 인수합병 및 덩치 키우기 등으로 갈수록 독립적인 의사로 활동하기 어려운 상황에 놓였다. 심지어 병원에서는 의사가 병원을 그만두면 일정 기간 동안 같은 도시에서 진료할 수 없도록 하는 계약에 사인하기를 요구할 정도인데, 이런 경우 의사는 병원을 그만두면 사실상 다른 도시로 떠나야 하는 상황에 처하게 되고 병원에서 보던 환자를 계속 볼 수도 없게 된다. 한편 정부에서는 〈MACRAMedicare Access and CHIP Reauthorization Act〉 법을 통해 의료수가를 일괄적으로 산정하는 대신, 의료행위자의 질 관리에 대한 보너스 및 벌칙을 이용하는 차등수가제를 도입했다. 그리하여 의사들이 의료서비스의 질 관리를 하도록 유도하고 그렇지 않은 의사는 퇴출당하거나 그에 합당한 차별을 받는 상황을 만들어가고 있다. 미국 보험도 한국의 건강보험심사평가원과 비슷하게 할 수 있는 것들과 할 수 없는 것들을 지정해놓았으며, 사보험에서는 미리 보험의 허가를 받지 않은 시술에는 수가를 지불하지 않는 경우가 많다. 이를 위한 서류 작업은 당연히 의료인의 일이다. 정부 환자를 보는 것보다 사보험 환자를 보는 것이 일반적으로 수익이 더 나는 편이지만 그에 상응하는 각종 협상과 서류 작업도 만만치 않다. 이런저런 이유를 대며 수가를 몇 달 동안 지급하지 않는 사보험도 있으며 이를 받아내려면 소송까지 해야 하는 경우도 있다. 정부 규제 또한 강해서 메디케어를 상대로 부당 청구를 했다가 잘못 걸려 엄청난 액수를 물어내는 일도 비일비재하다. 사소한 실수로 인한 부당 청구로도 예외 없이 걸릴 수 있어서 쉽게 볼 일이 아니다. 혹여라도 미국 의사는 천국에서와 같은 진료 생활을 한다고 생각하면 큰 착각인 것이다.

직업인으로서의 나—무엇이 나의 가치인가?

수련이 끝나고 취직하면 크게 아카데믹 중심의 커리어를 쌓을지, 클리닉 중심의 커리어로 가고 싶은지를 고민한다. 그런데 비즈니스적 관점에서는 또 다른 차원의 고민을 해야 한다. 점점 더 어려운 상황에 놓이더라도 독특하게 솔로프랙티스나 프리랜서가 되어 일종의 개원이나 독립적인 활동을 할 것인지, 아니면 파트너십 등의 자영 형태를 목적으로 취직할 것인지, 그도 아니면 병원에 고용되어 일하는 경력을 만들어나갈지 고민해야 하는 것이다. 대학병원 직원이 되는 것도 비즈니스적인 관점에서는 고용인이 되는 진로 중 하나다. 안타깝지만 외국인 의사로서 비자 문제가 있다면 영주권을 획득하기 전까지 고용 이외의 다른 선택지는 없다. 영주권이 있다면 훨씬 다양한 선택이 가능하며, 현실적인 어려움들에도 불구하고 여전히 자영 형태가 어딘가에 고용되는 것보다 유의미하게 소득이 높다. 또한 다양한 세금 혜택과 그룹프랙티스의 파트너로서 누릴 안정성들을 고려할 때 그 장점들은 무시하기 어렵다. 다만 이전 세대들이 고용된 의사가 되는 것에 강한 거부감이 있었다면, 밀레니얼 세대의 의사들은 비즈니스 세계에 발을 들이기 위한 투자buying-in와 비즈니스 운영에 필연적으로 따르는 스트레스 등에 대한 기피로 소득이 낮더라도 고용되어 일하는 것에 거부감이 없거나 오히려 선호하는 경향을 보인다.

어떤 방향성을 지향하든 간에, 단독으로 개원할 것이 아니라면 취업을 해야 한다. 취업은 결국 자신의 가치를 보여줘서 고용인으로 하여금 비용을 주고 나를 데려오도록 만드는 일이다. 그렇다면 의사라는 직업인으로서 나의 가치란 무엇인가? 이제부터는 레지던트 지원과는 다른 본격적인 시장경제 법칙들이 나타나기 시작한다. 시장경제 안에서의 비즈니스이기 때문에 답은 매우 간단하다. '얼마만큼의 경제적 가치가 나로 인해서 창출될 수 있는가?'이다. 심지어 리서치 트랙으로 대학교수가 될 때도 리서치 펀드가 무척 중요한 것처럼 비즈니스 세계는 매우 냉정한 계산으로 이루어진다. 의사의 경제적 가치는 대부분 환자를 봐서 의료수익을 올리거나, 직접적인 수익을 내지 않더라도 내 존재로 인한 간접적인 가치가 창출되는 것에 있다. 자신이 특별히 수가가 높고 수요가 많은 시술을 할 수 있는 제한된 수의 의사라면 상황은 무척 유리해지고, 반면 평범한 진료를 하는 평범한 의사 중 한 명이라면 자신의 역량보다는 수요와 공급 시장의 상황에 큰 영향을 받을 수밖에 없다. 예를 들어 외과 의사가 직접 받을 수 있는 수가가 100의 가치가 있는데 만약 의사가 없어서 수술하지 못하면 900에 해당하는 병원의 수익을 창출할 수 없기 때문에, 의사에게 200을 주더라도 고용을 해야 비즈니스가 되는 상황이라면 병원은 200을 의사에게 줄 수 있는 것이다.

미국은 의사의 수가 매우 타이트하게 관리되는 편이며, 대도시 지역을 제외한 대부분 지역에서는 언제나 의사가 부족하다. 외국에서 의사를 데려오거나 간호사가 환자를 보는 전담간호사들이 생겨나는 이유다. 의사가 부족하거나 주변에 있는 같은 전공 의사들의 수익이 매우 높은 편이라면 협상은 나에게 유리하다. 그러나 인기 있는 지역으로 갈수록 경쟁은 치열해지고 이미 좋은 조건으로 협상했다 해도 상황은 바뀔 수 있다. 이런 이유로 사람이 몰리는 도시 지역에서 환자를 더 많이 보면서도 연봉은 더 낮고 물가는 더 높은 삼중고를 겪는 의사들을 보게 된다. 실제로 의사의 연봉은 인구가 많은 지역인 동부나 서부 해안에서 가장 낮고, 상대적으로 의사들이 잘 가지 않는 산간 지역이나 남부로 갈수록 연봉은 높아지고 일의 강도는 낮아지는 현상을 볼 수 있다. 심지어 동부나 서부의 물가가 더 높다는 사실을 감안하면 이는 개인에게 큰 차이로 다가올 수 있다. 결국 특별한 능력이 있지 않은 일반적인 임상 의사라면 수익 결정에 시장의 상황이 주요한 요인이 될 것이다. 수익을 중요하게 생각해서 다소 인기가 낮은 지역으로 갈지, 아니면 수익을 조금 포기하더라도 인기가 높은 지역에서 살지는 개인의 선택에 달렸다.

그렇다면 진료 형태나 시장 상황을 제외한 또 어떠한 것들이 내 가치를 올려줄까? 여러 가지 답이 있겠지만 특히 '시스템'을 이해하고 다루는 능력이 있으면 어디에 가도 중요한 사람이 될 수 있다. 우선적으로 알아야 할 건 경제 시스템으로, 돈이 어떻게 흘러가는지를 이해하고 그것을 관리할 수 있는 능력이 필요하다. 많은 의사들이 자신들의 경제적 가치의 근본이 되는 의료 청구medical billing에 대한 이해가 상당히 부족하고 이는 대부분 청구업체Billing Company나 원무과 직원Professional Medical Coder들에 의해서 다뤄진다. 사실 이런 부분을 이해하는 데 시간과 노력을 쏟기보다는 차라리 그 시간에 더 많은 환자를 보는 것이 경제적으로 낫기도 하고, 고용된 의사가 되면 그런 경제적인 부분까지 굳이 알 필요를 느끼지 못하게 될 수도 있다. 하지만 의사가 스스로의 경제적 가치가 어떻게 창출되고 평가되는지를 잘 모르면 시스템을 이해하기가 어려워지고 인력이 부족한 상황에서 의사를 더 고용해야 하는지, 아니면 기존에 있는 인력을 관리해서 최적의 경제적 효과를 낼 수 있을지 등의 그림을 그리기 어렵다. MBA 경력이 있거나 일반적인 비즈니스에 대한 이해가 있더라도 의료행위가 어떻게 경제적으로 수익을 내는지, 어떤 경제적인 리스크가 있는지 이해하고 통찰력을 갖추지 못하면 비즈니스의 일부만 이해하고 있는 셈이다.

비즈니스에 개입할 수 있는 여지가 적은 대형 시스템에서 일한다면 의료 질과 안전quality & safety이 알아둬야 할 또 다른 중요한 영역이 된다. 여러 의료인들이 많은 환자를 치료하다 보면 다양한 의료 질과 안전 문제가 나타난다. 이 문제들을 시스템적으로 접근해서 어떻게 하면 질 좋은 케어를 제공하고 유지할 것인지, 어떻게 하면 환자와 의료인을 더 안전하게 보호할 것인지를 다루는 분야가 의료 질과 안전 분야다. 정부에서도 여러 가지 기준을 제시하고 있고, 병원 질 관리 기관인 JACHOThe Joint Commission on Accreditation of Healthcare Organizations에서도 요구하는 많은 기준이 있다. 병원에서는 각 진료 과별로 메디컬 디렉터라는, 의사로서 자신이 일하는 개별 과들을 관리하며 각종 문제를 해결하는 데 참여하는 직책이 있으며, 종합적으로 더 넓은 범위의 질과 안전을 전반적인 다루는 의료인 디렉터나 책임자가 존재한다.

질과 안전 외에도 의료정보학Healthcare Informatics이나 준법감시Compliance와 같은 영역도 진료 외적으로 큰 가치가 있다. 의료정보학은 컴퓨터공학에 지식이 있는 의사들에게 도전해볼 만한 영역으로 의료 전반에 걸친 정보화와 관련된 내용을 다룬다. 정보화로 진료의 효율성을 높이는 것은 물론 질과 안전, 준법감시, 심지어 비즈니스 분야까지도 도움을 줄 수 있는 잠재력이 큰 영역이다. 물론 매우 기술적인 부분은 전문 엔지니어들이 담당하므로 세부적인 기술에 대한 지식보다는 의료정보학의 핵심 내용과 특성에 대한 이해가 필요하며, 정보보안과 관련된 이해가 매우 중요하다. 준법감시 분야는 의료 질 분야와 비슷해 보이지만, 그보다는 어떤 법과 제도 또는 기관 정책의 준수와 관련된 내용을 주로 다룬다. 예를 들어 차트에 꼭 기록해야 하는 항목에 대한 가이드라인을 제시하고 감사를 통해 잘못된 내용을 지적한다. 차트뿐만 아니라 의료행위 전반에서 의료정보보호법인 〈HIPAA〉를 비롯해 각종 규제·정책의 적용과 감시에 관련된 업무를 담당한다. 변호사가 맡을 필요까지는 없지만 어떤 명문화된 내용을 해석하고 현실에 적용할 수 있도록 논리적 언어 감각이 다소 요구되는 직책이어서 외국인으로서는 도전하기 쉬운 분야는 아니다.

이 분야들 말고도 진료나 연구 외의 영역에서 나의 가치를 높여나갈 수 있는 다양한 방법들이 있지만, 그 방법들을 탐색하기 전에 꼭 알아둬야 할 가장 중요한 점 두 가지를 이야기해보겠다. 우선 이 모든 활동들이 결국에는 의료적 비즈니스를 지속 가능하게 해주는 역할을 하거나 경제적 가치가 있음을 보여줘야 한다.

아무리 좋은 뜻이 있어도 손실을 끼치는 결과를 가져오고 간접적으로도 경제적 가치를 이끌어낼 수 없다면 끊임없는 질문과 도전을 받게 되는 것이 정상적인 비즈니스의 흐름이고 목적이기 때문이다. 또 다른 중요한 점은 이런 직업인으로서의 가치는 전부 리더십과 관련이 있다는 점이다. 아무리 뛰어난 기술을 가지고 있거나 지식을 가지고 있더라도 리더십을 발휘해서 일을 진행할 수 없으면 그 기술과 지식은 가치 있게 사용되기 어렵다. 설령 개인의 초인적인 능력에 의해서 어떤 결과가 만들어졌다 해도 그런 경우는 대개 지속 가능하지 않으며, 최종적으로는 가치가 크지 않다. 결국 사람이 하는 일에서는 다른 사람들과 어떻게 이야기할 것인지, 그들을 어떻게 설득해서 협동할 수 있게 만들 것인지 고민하고 실행하는 리더십이 가장 중요하다고 할 수 있다.

나의 이야기—진정한 살아남기

레지던트 수련이 중반을 넘어서면서 나는 고민에 빠졌다. 아카데믹으로 갈 것인가, 프라이빗으로 갈 것인가? 돌이켜 생각해보면 나는 그다지 아카데믹에 어울리는 사람은 아니었지만 그때까지는 다분히 동양적인 관점을 간직하고 있기도 했고, 강하지는 않았어도 부모님의 희망도 있어서 펠로십을 마치고 아카데믹의 길을 가는 것에 대해 진지하게 고민하고 있었다. 하지만 나는 돈을 벌고 싶었다. 딱히 부족하게 살았던 기억은 없지만 그렇다고 썩 여유로운 가정에서 자란 것도 아니었다. 돈을 벌고 싶다는 생각은 항상 마음속에 있었지만 왠지 한국에서는, 특히 의사로서 이런 말을 대놓고 한다는 건 무언의 금기나 타락과도 같은 느낌을 준다고 생각했다. 그래서 항상 거창한 꿈을 지어내 이야기하곤 했다. 그러나 세월이 흐르고 내 아이들이 커가는 모습을 보면서 나에게 가장 필요한 건 돈과 시간임을 깨달았다. 비록 SNS에 자신이 1년간 열심히 연구해서 어떤 논문을 썼다고 자랑하는 건 자연스러워도, 1년간 열심히 일해서 돈을 이만큼 많이 벌었다고 말하는 건 아주 이상한 시대에 여전히 살고 있기는 하다. 그럼에도 불구하고 미국 생활 몇 년 만에 적어도 자신을 속이지 않는 솔직함이 생긴 것이다. 더 이상 나는 아카데믹에 미련을 가질 필요가 없어졌다. 적어도 경제적인 면에서는 반대쪽이 압도적으로 좋은 조건이었기 때문이다.

아내가 이미 일하고 있던 그룹의 대표는 나를 데려오고 싶어 했다. 레지던트 기간에 내가 컴퓨터를 잘 다루고 프로그래밍을 통해 필요한 것들을 이것저것 만들어낼 능력이 있다는 걸 알게 된 덕분이었다. 큰 비전을 가진 대표는 임상적으로 우수하고 완벽한 영어를 구사하는 졸업생보다는 임상적으로 평범하고 언어의 장벽도 있지만 남들과는 다른 나의 가치를 발견해주었다. 그렇게 내가 아내에 이어 속하게 된 그룹은 도시에서 가장 큰 마취과 그룹으로, 다른 그룹에는 없는 매우 번듯한 오피스와 훌륭한 직원들이 있었다. 오피스는 내가 레지던트를 했던 대학의 과 사무실보다 정리가 잘 되어 있었고 특히 능력 있는 직원들에게서 나는 더 큰 가능성을 봤다. 덕분에 아카데믹에 대한 미련을 과감히 버리고 프라이빗을 선택할 수 있었다. 그룹에서는 내가 시도하는 것들에 전폭적인 지원을 해줬다. 상당한 규모의 프라이빗 그룹이기 때문에 내가 필요한 정보와 관련 리소스들을 돈 걱정 없이 써볼 수 있었다. 회사의 규모와 예산에 비하면 몇백 달러, 심지어 몇천 달러 하는 서비스나 애플리케이션은 매우 미미한 지출이었다. 나는 대학에서 쓸 수 있는 소프트웨어와 리소스에도 감동한 적이 있는데 이곳은 더 훌륭했다. 물론 나의 그룹은 아주 예외적인 경우였다. 매우 비전 있는 리더십 그룹의 의사들이 이끌어갔기에 가능한 일이었다.

그러나 나는 곧 기술만으로 해결할 수 없는 부분이 많다는 사실을 깨닫기 시작했다. 나를 비롯한 대부분의 임상 의사들은 비즈니스가 어떻게 굴러가는지 자세한 내용을 알지 못했고 그저 열심히 일해서 월급을 받는 것에 만족하며 살아간다. 그러는 와중에도 리더십들은 어떻게 하면 이 비즈니스의 가치를 끌어올리고 지속 가능하게 만들 수 있을지 깊이 고민했다. 이것은 순전히 매출을 올리고 이윤을 많이 내는 차원이 아니었다. 의료의 세계에서 질과 안전 그리고 준법감시에 실패하면 그 의료 비즈니스는 단숨에 무너질 수 있을 정도로 이는 비즈니스의 지속성과 밀접한 관련이 있다. 이익을 내는 동시에 이런 것들을 지켜나갈 고민을 해야만 하는 이유다. 보험회사나 병원과 협상할 때는 우리가 어떻게 훌륭한 의료서비스를 제공할지 전달해야 하는데, 그것은 단지 '우리가 훌륭하다'라고 주장하는 차원의 문제가 아니라 상대를 설득할 수 있을 만한 '근거'를 제시해야 한다. 우리 그룹의 리더십들은 이런 질문을 끊임없이 던졌다. 그리고 우리가 의사로서 가진 가치에 걸맞은 경제적인 보상을 협상에서 요구할 능력이 있는 사람들이었다. 물론 실질적인 협상력은 데이터보다는 시장의 법칙에 의해 만들어지지만, 의료인의 특성상 세련되게 접근하지 않으면 많은 비난을 감수해야 할 수 있어서 리더십들의 역할이 매우 중요하다.

마취과에는 미국마취과협회American Society of Anesthesiologists에서 주관하는 '프랙티스 매니지먼트 미팅Practice Management Meeting'이 매년 열린다. 비즈니스와 매니지먼트는 교과서나 레지던트 수련 과정에서 다루지 않기 때문에 실제 업무를 통해 배우는 것과 더불어 이런 콘퍼런스에서 배워나가야 한다. 나는 이 콘퍼런스에 참석하기 시작했고 처음 나갔을 때 미국에서 가장 큰 프랙티스 그룹 대표로부터 강의를 들을 기회가 있었다. 강의의 핵심은 언젠가 자신에게 리더십 역량을 발휘할 기회가 오면 사양하지 말고 반드시 도전해보라는 내용이었다. 강연자는 자신이 원래 아주 평범한 임상 의사였는데 우연한 기회에 작은 리더십 역할을 시작해서 자기 그룹의 대표가 되었다고 했다. 이후 그 그룹이 도시의 다른 그룹들과 합병하면서 대형 그룹의 대표가 되었으며, 차후에는 여러 주를 넘어서는 초대형 그룹의 대표가 되었고, 그 이후에는 미국마취과협회 회장까지 지냈다. 이 모든 것은 우연한 리더십 역할에서 시작되었다. 그 역할을 고사했으면 지금의 자신은 없었을 거라며, 이제 의사 생활을 시작하는 젊은 의사들에게 이런 역할이 다가오면 사양하지 말고 꼭 도전해보라고 당부했다.

큰 미팅에서는 의료계의 전반적인 흐름도 알 수 있었고, 간혹 작게 열리는 세부 미팅들에서는 조금 더 기술적인 내용을 배우고 익힐 수 있었다. 그러나 이런 미팅들은 강의와 교육이 전부가 아니다. 미팅의 특성상 전국 각지에서 여러 그룹의 리더십들이 참여하고, 그 안에서 볼 수 있는 인사이트와 인맥은 참으로 가치 있다. 같은 주에서 온 참여자들끼리 서로 알고 지내면서 그룹 운영에 관한 정보나 경험도 공유할 수 있고, 때로는 그 이상의 비즈니스 딜에 대해서도 논의할 기회가 생긴다. 자연스럽게 같은 주 리더십들과 네트워크를 만들어가면서 나에게도 여러 가지 기회가 찾아왔다.

먼저 주마취과협회에서 이사회에 참여해달라는 제안을 받았다. 내 특기인 컴퓨터를 활용해 주협회의 홈페이지를 관리하면서 커뮤니케이션위원회 이사 자리를 맡아달라는 제안이었다. 당시 외국 의대 출신으로는 이사로 활동하는 사람이 한 명도 없었기에 어떤 식으로 일이 진행되는지, 나의 언어 장벽이 영향을 얼마나 미칠지 등을 알 수 없어서 고민했다. 하지만 '리더십 역량을 발휘할 기회를 놓치지 마라'는 강의의 가르침을 떠올리고 나는 도전해보기로 결심했고 주협회이사회Board of Directors에 참여해서 2년간 열심히 활동했다. 2019년에는 처음으로 미국마취과협회의 대의원회House of Delegates에 인디애나 대의원 중 한 명으로 참여하여 전국 단위 조직의 운영 방식을 더 가까이에서 보고 익힐 수 있었다.

그와 비슷한 시기에 내가 속한 그룹의 이사회 선거에 나갈 수 있는 자격이 생겼다. 그룹에서 정보화와 관련해 해보고 싶은 일이 많아서 이사회 선거에 나갔는데 그룹의 파트너들이 지지해준 덕분에 가장 젊은 파트너들을 대표하는 이사가 되었다. 이사회에 나가는 동안 공식적으로 최고정보관리책임자Chief Information Officer, CIO가 가 되어 2년간 활동하면서 그룹 운영에 관한 많은 것을 배울 수 있었다. 이전부터 추진하던 그룹의 정보화 프로젝트는 이 기간 동안 완성 단계에 이르러 그룹 운영에 큰 도움을 줄 기회도 있었다.

물론 이런 리더십의 역할이 항상 즐거운 것만은 아니었다. 때로는 관심이 별로 없거나 피하고 싶은 문제에 대해서도 고민해야 하는 상황이 큰 스트레스였다. 그룹의 이사회는 2주에 한 번씩 회의하는 강행군을 이어갔고, 그룹 내부에서 일어나는 다수의 첨예한 대립 상황들을 검토하고 결정해야 하는 자리였다. 임기가 끝날 때쯤 나는 이 일을 계속할지를 고민했다. 쉬고 싶다는 생각이 강하게 들었기 때문이다. 지난 몇 년간 너무 많은 일들을 해왔고 계속 이렇게 일을 한다는 게 행복하게 느껴지지 않았다. 또 다른 이유도 있었다. 나는 굳이 이사회가 아니어도 그룹에서 내가 하고 있는 역할이 있는데, 다른 젊은 후배들이 리더십 경험을 하기 좋은 자리를 너무 오래 점유하는 것도 그룹에 도움이 되지 않겠다는 판단이 들었다. 결국 나는 재선에 나가지 않기로 했다. 짧은 기간 안에 많은 것을 보며 빠르게 성장했기에 잠시 숨 고르기를 하면서 내가 잘할 수 있고 즐길 수 있는 일에 집중하기로 했다.

나는 많은 의사가 리더십 역할을 겸하며 살아야 한다고 생각하지 않는다. 사실 대부분의 임상 의사들은 이런 종류의 일에 큰 관심이 없으며, 이 업무의 대부분은 진료보다 경제적인 보상도 적고 특히 협회 활동은 봉사활동적인 측면이 크다. 그리고 나 스스로도 모든 일을 즐겼던 건 아니었기에 굳이 즐기지도 않는 일을 어떤 코스라는 이유로 억지로 참고 할 이유는 없다고 생각한다. '전문의'는 그 자체로 커리어의 완성이다. 항상 무엇인가를 더 배우고 앞으로 나아가야 한다는 생각 때문에 굳이 스트레스를 받을 필요는 없다. 솔직히 말해서 내가 리더십 역할에 뛰어든 이유도 경험해보지 못했던 새로운 영역에 대한 '호기심' 때문이었고, 그렇기에 내가 즐기지 못하는 부분들을 쉽게 내려놓을 수 있었다.

의료인으로서 어떤 커리어로 살아갈지는 온전히 개인의 선택이며 어떤 선택도 옳거나 그르지 않다. 그럼에도 불구하고 만약 리더십과 관련된 기회가 오게 되면 언어 장벽과 같은 이유로 인해서는 고민하지 말고 딱 한 가지, "내가 그것을 즐길 수 있는가?"에 대한 고민만 했으면 한다. 그리고 그 답이 "예스"라면 사양하지 말고 꼭 용기를 내보기를 바란다.

3부

의사이기 이전에 사람

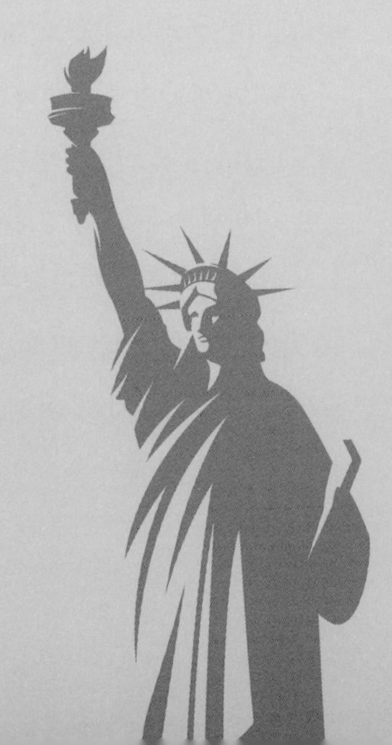

13장.

영주권과 시민권 취득

조도연

J-1 비자에 관하여

미국에 살면서 외국인으로서 느끼는 점이 있다. 그것은 아무리 훌륭한 능력이 있어도 비자가 없으면 미국에 있을 수 없다는 사실이다. 이민 관련법은 국제 정세 및 미국 정부의 정책에 따라 언제나 바뀌니 현재의 이민법과 이민 규정이 몇 년 후에는 전혀 달라질 수 있다는 점을 인지해야 한다. 따라서 본인의 사정을 잘 알고 있는 이민변호사 한 명 정도와 평소 잘 알고 지내기를 추천한다.

트럼프 정부의 이민정책은 이전 정부에 비해 상당히 많은 변화를 가지고 왔다. 이런 변화는 주로 국경 수비의 강화와 테러지원국에서 오는 이민자 및 여행자들에 관한 규정이며 외국에서 오는 의사, 특히 한국에서 오는 이민자들에게는 현재까지 크게 영향을 주지 않는다. 하지만 앞으로 일반적인 이민정책에 대한 회의론이 떠오를 수 있다는 점에서 우려되는 부분이 있다. 이민과 관련된 개별 승인이 긴축적으로 이루어질 수 있고, 비자 절차 기간이 상당히 늘어날 수 있으며, 미국에 거주하고 있는 외국인으로 인한 미국 국가안보 위협에 대한 우려가 점차 커질 수 있다. 따라서 미국에서 시민권을 취득하기 전까지 외국인으로 살고 있을 때는 미국 이민정책에 대한 관심이 필요하다.

다행히 의료 인력이 전적으로 부족한 미국에서는 IMG를 받을 수밖에 없고 IMG에 대해서도 주로 긍정적인 반응을 보인다. 통계적으로도 미국 의료(특히 일차의료)에 대한 IMG의 기여가 두드러지며 각 계층 간의 의료 격차 극복에 IMG가 많은 역할을 했다고 평가된다. 특히 관련법의 도입으로 도심과 무의촌 지역에 대한 의료 인력을 IMG로 공급하고 있는 현실이다.

레지던트를 할 때는 주로 J-1이나 H-1B 비자를 발급받는다. 가장 많은 IMG들이 레지던트를 하기 위해 받는 비자는 J-1이다. ECFMG에서 J-1 비자를 지원해주며, 레지던트를 마치면 2년간 본국에 돌아가서 머무른 후 다시 미국에 들어와 H-1B 비자나 영주권 신청을 할 수 있다. H-1B 비자를 지원해주는 병원에서 레지던트를 하면 본국에 돌아가 2년간 머무를 필요 없이 바로 영주권을 신청할 수도 있다. 그러나 트럼프 대통령이 들어선 이후 H-1B에 대한 심사가 까다로워졌고 H-1B 비자를 발급하는 병원들이 예전보다 줄어들었다.

만약 미국에서 레지던트를 지원하기 전에 J-1 Research로 비자를 받았다면 레지던트 합격 후 ECFMG를 통해서 J-1 Physician으로 J-1 비자의 카테고리 변경이 가능하다. 만약 J-1 Research 비자를 가지고 2년간 본국에 체류하지 않아도 된다는 웨이버를 받으면 변경이 불가능해서 H-1B 비자나 영주권을 받아야 레지던트를 할 수 있다. 나는 2007년에 미국에 갔는데 J-1 Research로 스탠퍼드대학교에서 2년간 방문강사Visiting Instructor로 지낸 후 레지던트 과정에 지원했다. 그런데 그 2년간 웨이버를 받은 것이 나중에 문제가 될지 당시에는 꿈에도 몰랐다. 스탠퍼드대학병원 이비인후과에 합격하고 나서 ECFMG를 통해 J-1 카테고리 변경을 신청했고 당시 ECFMG에서도 문제가 전혀 없을 거라고 했다. 하지만 레지던트 시작 직전에 미국 국무부에서 통보가 오길, 내가 웨이버를 받은 전력 때문에 카테고리 변경이 불가능하다고 했다. 청천벽력 같은 소식이었다. 비자를 받지 못해 레지던트를 못하게 될 수도 있는 상황이었다. ECFMG에서도 내 휴대폰으로 연락을 해와선 본인들도 깜짝 놀랐다며 미안하다고 사과했다. 내가 알기로 ECFMG에서 직접 전화하는 건 아주 드문 일이다. 그 사건 이후 ECFMG의 J-1 카테고리 변경 규정에 '이전에 J-1 웨이버를 받았다면 카테고리 변경을 신청할 수 없다'는 내용이 추가되었다. 내가 이 과정을 통해 느낀 건 모든 이민변호사가 세부 사항을 다 알지는 못한다는 사실이었다. 이민변호사 중에서도 외국 의사를 많이 상대하지 않아 IMG의 이민 관련 내용을 잘 알지 못하는 이들이 아주 많다. 그 사건 이후에 다행히도 로버트 재클러 과장님과 스탠퍼드 의대 학장님의 도움으로 스탠퍼드대학병원에서 H-1B 비자를 지원해주었고 나는 레지던트를 시작할 수 있었다.

J-1 Clinical 비자에 대해 살펴보자. J-1 비자는 비이민 및 임시 비자이며 레지던트와 펠로를 위한 비자로 최대 7년까지 받을 수 있다. 즉 레지던트를 끝나고 펠로까지 모두 할 수 있는 비자다. 주의할 점은 처음에 신청한 과와 전혀 다른 과로 바꾸려고 할 때는 첫 3년 안에 해야 한다는 것이다. 만약 내과를 하다가 마취과로 가고 싶으면 3년 안에 과 변경을 해야지, 그렇지 않으면 매치가 되었다 하더라도 ECFMG에서 과를 변경해주지 않는다. 살다 보면 선택한 과가 본인의 적성에 맞지 않을 수도 있고 다른 과가 더 좋아 보일 수도 있어서 과 변경을 꼭 하고 싶다면 미리미리 준비해야 한다. 이것이 J-1 비자의 단점일 수 있다. 하지만 마취과를 마치고 중환자의학을 하고 싶은 경우는 과 변경에 들어가지 않는다. 중환자의학은 펠로에 해당할 수 있어서 과 변경 없이 계속해서 할 수 있다.

J-1 비자를 받은 사람의 배우자는 J-2 비자를 받게 되는데, J-2 비자에는 취업허가서가 나와서 배우자도 미국에서 일할 수 있다. 나는 주변에서 J-2 비자를 가지고 집에서 전화로 하는 한국어 통

• https://www.ecfmg.org/evsp/evspcocmemo.pdf.

역 서비스를 하는 분도 보았고 면세점 등에서 일하거나 과외나 레슨을 하는 분들을 보았다.

그럼 다음으로 J-1 비자 이후의 선택에 대해서 한 번 살펴보도록 하자.

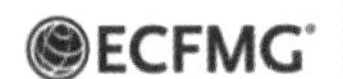

EDUCATIONAL COMMISSION FOR FOREIGN MEDICAL GRADUATES

3624 Market Street
Philadelphia PA 19104-2685 USA
215-386-5900 | 215-386-9766 Fax
www.ecfmg.org

TO: **Training Program Liaisons (TPLs) and J-1 Exchange Visitor Physicians**

FROM: **ECFMG® Exchange Visitor Sponsorship Program (EVSP)**

RE: **Request for a Change of J-1 Visa Category**

The information provided in this memorandum outlines the process and requirements to file a change of category request with the U.S. Department of State (DOS) through ECFMG. Please read all of the information below very carefully before submitting an application requesting a change of category from J-1 "research scholar" to J-1 "alien physician."

Individuals in the United States as J-1 "research scholars" at the time of application to ECFMG who wish to request sponsorship in the "alien physician" category must file a formal change of category request with the DOS through ECFMG/EVSP. The DOS has indicated that worthy change of category requests must document consistency with and relationship to one's original exchange objective. Additionally, the DOS has indicated that applicants who have applied for or received a waiver of a two-year home country physical presence requirement associated with their current (or any previous) J status are *not* eligible to apply for a change of J-1 category.

Receipt of the documentation listed below allows ECFMG to evaluate an individual's eligibility to seek a change of category.

ECFMG의 공식 문서. J 비자의 웨이버를 받을 경우 J-1 비자 카테고리 변경이 불가능하다.

J-1 비자를 마치면 몇 가지 선택지가 주어진다. 첫 번째는 앞서 이야기한 것처럼 본국, 즉 한국에 가서 2년간 머무른 후 다시 미국에 들어오는 방법이다. 이때 주의할 점은 미국 밖으로 나가서 2년간 머무르되, 제3국이 아닌 반드시 한국에 있어야 한다는 것이다. 요즘 한국의 대학병원 및 대형의료원의 국제진료소에서도 미국 경력이 있는 의사를 뽑는 경우가 많아 2년간 한국에 거주하

는 것은 그리 나쁜 조건이 아니다. 단, 미국에 적이 없으면 미국으로 다시 들어오는 것이 힘들 수 있다. 두 번째는 대부분(약 80%)의 J-1 비자를 받은 레지던트가 택하는 J-1 웨이버다. 이와 관련해서는 뒤에서 더 자세하게 기술하겠다. 세 번째는 특수한 재능을 가진 이들한테 주어지는 O-1 비자를 받는 것이다. 2년간 본국으로 돌아가 거주하지 않아도 특수한 능력이 있으면 이 비자를 받을 수 있으나 2년간의 의무귀국조항이 면제되는 건 아니다. 추후에 영주권을 신청하려면 2년간 본국으로 돌아가 거주하고 돌아오거나 J-1 웨이버를 받아야 한다.

J-1 비자로 2년간의 의무귀국조항을 면제받는 방법이 있다. 첫 번째는 '본국에서의 박해Persecution in home country'에 해당되는 것이다. 말 그대로 본국으로부터 박해 또는 학대를 받거나 분명한 망명 사유가 있으면 2년간 본국에서 가서 거주하고 돌아오지 않아도 된다. 두 번째는 '예외적 어려움Exceptional hardship'에 해당하는 경우다. 즉, 배우자나 자녀가 미국 시민이어서 본인이 본국으로 돌아갔을 때 가족의 생계가 어려워지거나, 본국이 전쟁 중이어서 돌아갈 나라가 없거나, 자녀가 특이한 질환을 앓고 있어서 미국 이외에서는 치료가 불가능함을 증명하면 역시 2년간 본국으로 돌아가지 않아도 된다. 세 번째는 미국인 의사를 구할 수 없는 미국의 국가기관에서 일할 때 의무귀국조항을 면제받을 수 있다. 보훈병원 등이 여기에 해당된다. 마지막 네 번째는 가장 많이 택하는 방법으로, 2장에서 설명했던 콘래드 30에 지원해서 일하는 미

국식 공중보건의사 제도를 활용하는 것이다. 각 주마다 약 30곳의 자리가 있는데 원하는 과나 지원자가 다르니 잘 알아보고 미리 준비해서 신청해야 한다. 특히 캘리포니아주, 텍사스주, 플로리다주, 매사추세츠주는 인기가 많아 빨리 마감된다고 한다.

H-1B 비자는 비이민 비자이고 임시 비자이지, 결코 이민 비자가 아니다. 최대 6년까지 받을 수 있으며 IMG가 H-1B 비자를 받기 위해서는 다음의 조건을 갖추어야 한다.

1) 외국 의사면허증 또는 MD 자격증

2) ECFMG certificate

3) USMLE Step 1~3 모두 합격

4) 주 면허 또는 재직증명서

H-1B 비자와 J-1 비자의 차이점은 무엇일까? H-1B 비자를 받으면 배우자가 H-4 비자를 받게 되는데, H-4는 J-2 비자와 달리 취업을 할 수 없다. 또 H-1B 비자는 비자가 만료되어 다른 비자를 받지 못하면 바로 미국을 떠나야 해서 J-1 비자와 달리 유예기간grace period이 없는 차이도 있다. 미국에서는 레지던트를 마치면 다음 해에 전문의 시험을 치르게 되는데, 전문의 시험은 H-1B 비자의 연장 사유가 되지 않는다. 즉 레지던트와 펠로를 포함해서 최고 6년까지 비자를 받을 수 있다. 만약 7년 과정의 프로그램(예를 들어 레지던트 5년+펠로 2년 또는 레지던트 3년+펠로 4년)을 할 때는 중

간에 비자를 바꾸거나 반드시 영주권을 받아야 한다. 만약 본인이 레지던트 도중에 다른 과로 변경하길 원할 경우, 해당 병원에서 H-1B 비자를 지원하면 어떤 전공과로도 쉽게 변경할 수 있다. J-1은 3년이 지나면 다른 과로 변경되지 않는다.

미국 영주권과 시민권 획득하는 법

앞서 이야기한 대로 J-1 웨이버를 받거나 H-1B 비자로 레지던트를 마치게 되면 주로 마지막 해에 영주권을 신청하게 된다. 미국에서 영주권을 획득하는 방법에 대해서 이야기해보자. 첫 번째는 결혼(가족 관계)이다. 미국 시민인 배우자를 만나면 비교적 쉽게 영주권을 획득할 수 있다. 두 번째는 직업을 통해서고 세 번째는 망명이나 난민 신청을 통해, 마지막으로 네 번째는 영주권 로또로 얻을 수 있다. 영주권 로또는 영주권 배분을 공정하게 하기 위해서 영주권을 많이 받지 않는 국가에 한해서만 신청할 수 있다. 한국은 여기에 포함되지 않아서 한국 국적자는 로또를 신청할 수 없다. 단 한국 여권을 가지고 있어도 독일에서 태어난 한국 국적자의 경우처럼, 공식적으로 영주권 로또에 신청 가능한 국가에서 태어났다면 로또를 신청할 수 있다.

그렇다면 의사로서 미국에서 영주권을 획득할 수 있는 방법으로는 무엇이 있을까? 첫 번째 방법은 '펌 외국인 노동허가PERM Alien Labor Certification'를 얻는 것이다. 펌PERM; Program Electronic Review Management

은 미국 노동부에서 만든 컴퓨터 프로그램 시스템으로 미국인이 지원하지 않는 자리에 지원하여 영주권을 취득하는 방법이다. 고용주는 우선 미국 노동부에 채용하려는 의사의 자리에 대한 적정임금을 확정해달라고 요청한다. 고용주는 의사에게 이 금액 이상의 임금을 지급해야 하는데, 그보다 적은 금액으로 외국인 의사를 고용하면 자국민이 불이익을 받을 수 있기 때문이다. 고용주는 적정임금을 통보받은 후 구인 광고를 진행하고 조건에 맞는 미국 의사가 지원하지 않거나 지원 인원이 부족하면 외국인 의사를 채용하기 위한 노동허가서를 노동부에 접수한다.

두 번째 방법은 NIW를 통해서다. NIW를 통해서 영주권을 신청하려면 최소한 석사학위 이상을 소지하고 그 분야에 특수한 능력이나 재능이 있어야 한다. 의사는 두 가지 방법으로 NIW를 통한 영주권 신청이 가능하다. 하나는 일반적 신청 방법standard petition인데 '고학력자 독립이민'으로 생각하면 된다. 다른 하나는 최소 5년 이상 의료인 부족 지역이나 보훈병원에서 일하며 5년간 미국식 공보의로 지내는 방법이다. 일반적 신청 방법을 살펴보면 본인의 경력, 능력, 재능이 미국의 발전에 이익이 될 수 있는지를 증명해야 한다. 물론 그 근거가 명확하거나 객관적이지 않으면 여러 문서와 추천서로 증명해야 한다. 이 방법은 고용주의 지원이 필요 없으며 개인이 직접 신청할 수 있다. 나 역시 레지던트를 하면서 개인적으로 신청해서 영주권을 받았다. 이때 논문을 많이 썼고 스탠퍼드대학병원에서 레지던트로 지냈던 이력이 큰 도움이 되어서 변호사를 통해 신청한 지 4개월 만에 영주권을 받았다. 보통은 나처럼 변호사를 통하지만, 변호사를 고용하지 않고 본인이 직접 신청하는 사람들도 있다. 의사로서 NIW를 통해 영주권을 신청할 수 있는 다른 방법은 일차의료나 전문의료인이 최소 5년간 미국 국가에서 지정한 보건전문직 부족 지역Health Professional Shortage Area, HPSA, 의료취약지역Medically Underserved Area, MUA, 정신보건전문직 부족 지역Mental Health Professional Shortage Area, MHPSA, 의료인 부족 지역Physician Scarcity Area, PSA, 미국 보훈병원에 일하고자 하는 경우이다. 보통 J-1 웨이버와 같이 진행하는 경우가 많다.

세 번째 방법은 '전문직 취업이민Employment Based First Preference Petitions'이다. 의사로서는 EB-1A 비자와 EB-1B 비자로 지원이 가능하다. EB-1A 비자는 국가적 또는 세계적으로 탁월한 능력으로 주목받았음을 구체적으로 증명해야 한다. 이때 탁월한 능력이란 올림픽 메달 또는 노벨상을 받거나 그와 동등한 위치의 세계적 권위의 상을 받는 것 등으로 증명할 수 있다. 이 경우에 고용주의 잡오퍼는 필요하지 않다. O-1 비자와 조건이 매우 비슷해서 보통은 함께 진행한다. 한국에서도 한때 연예인 부부가 이 비자를 가지고 미국에서 생활했다는 뉴스가 화제가 된 적이 있다. EB-1B 비자는 특정 연구 분야에서 탁월한 업적을 지닌 연구자들한테 주는 영주권으로 그 연구 분야에 최소 3년 이상의 경력이 있어야 하고 국제적인 인정을 자료로 제출해서 증명해야 한다. 이 경우에는 고용주가 필요하며, 미국의 대학이나 연구소 등 고등교육기관에 재직하거나 유사한 연구 위치를 갖기 위한 목적으로 미국에 입국해야 한다. 이 경우 임시직이 아닌 종신교수나 종신교수 트랙으로 임명되어야 미국 이민국에서 정규직으로 인정하게 된다.

이런 방법들로 영주권을 얻으면 시민권은 시간문제다. 즉, 영주권을 획득하고 어느 정도 시간이 지난 후 신청하면 미국 시민권을 얻게 된다. 하지만 이때 시민권을 꼭 따야 하는지 한 번쯤은 고민하게 된다. 시민권을 얻으면 '본인이 자의적으로 타 국적을 획득한 것'이라서 이중국적이 허용되지 않는 한국에서는 대한민국 국적이 자동 소멸된다. 한국으로 다시 들어가고 싶은 생각이 있다면 현재로서는 영주권만 가지고 있어도 미국에서 사는 데 큰 지장을 받지 않는다. 오히려 편할 때도 많다. 한국에 입국할 때는 공항에서 대한민국 줄에 서서 입국 절차를 밟고, 미국에 오면 다시 미국 시민 및 영주권자 줄에 서서 입국 절차를 밟게 되어 양국 모두 쉽게 입국한다. 또한 대한민국 여권이 어떤 면에서 미국 여권보다 더 강한 효력을 가지고 있어서 2020년 기준으로 브라질과 러시아 등을 비자 없이 방문할 수 있다. 미국 국적 소지자는 비자를 받아야 하는 것으로 알고 있다.

그렇다면 영주권으로 불편한 점은 무엇일까? 일단 미국 선거권이 없어서 자신이 사는 지역의 정치인을 뽑는 데 역할을 하지 못한다. 또한 미국 정부에 많은 세금을 내면서도 미국 이외의 다른 나라를 여행할 때 문제가 생기면 원칙적으로 미국 대사관의 보호를 받을 수 없고 한국 대사관으로 가야 한다. 항상 외국인으로 살아야 하므로 언제든지 미국에서 추방(음주운전에 걸리거나 세금 납부 불이행 문제가 발생할 경우 등)을 당할 수 있다. 마지막으로 대학에서 연구할 때 미국 국방부에 연구비 신청을 할 수 없다.

최근에 미국 시민권과 관련해 내가 경험한 일화가 있다. 앨라배마주 헌츠빌에 있는 미국 우주항공국NASA 박물관을 가게 되었는데, 박물관 투어 중 하나가 미국 군부대를 거쳐서 들어가게 되어 있었다. 그래서 그 투어는 미국 시민만 가능하다고 해서 놀랐다. 즉 군사기지Active Military Base를 통과하므로 외국인은 접근이 안 된다고 한다. 놀이공원에 가기 위해서 시민권이 필요한 실정이다.

미국 시민권을 신청하기 위해서는 영주권을 받은 지 5년 이후부터 가능하다. 결혼을 통해서 영주권을 받았을 때는 3년 이후에 시민권을 신청할 수 있다. 18세 이상의 나이로 시민권 신청한 후 영어로 읽기, 말하기, 쓰기 시험을 통과하면 시민권을 받게 된다. 하지만 주의해야 할 점이 있다. 신청한 날로부터 5년 이내에 총 6개월(180일) 이상 미국 밖으로 나가서는 안 된다는 점이다. 시민권을 신청했다가 기각당하거나 추방까지 당하는 사례도 있어 각별한 주의가 요구된다. 이는 취업영주권을 얻은 후 취업하고 있지 않았거나 주차위반 벌금이 많이 밀린 경우, 음주운전 적발, 탈세 및 세금 보고 불이행, 잘못된 유권자 등록 및 불법 투표, 남성의 징병등록 미이행(어려서 미국에 온 경우) 등의 경우도 포함된다.

14장.

연애와 결혼,
그리고 부모님

강현석

유학 아니죠, 이민 맞습니다

요즘은 외국에서 공부하는 사람들을 흔히 볼 수 있다. 그들은 외국에서 몇 년씩 시간을 보내지만 대부분 언젠가는 고국으로 돌아올 이들이다. 학생 신분으로 있을 때는 방학과 같은 자유 시간이 많아서 한국에 종종 들어올 수도 있다. 그러나 레지던트 수련은 유학이라기보다는 취업에 더 가깝다. 수련 병원은 교육을 받는 곳이기도 하지만 일터이기도 하고 수련의는 병원에서 월급을 받는 엄연한 피고용인이다.

이민은 유학과는 전혀 다른 차원의 문제다. 그동안 익숙했던 삶의 터전을 떠나, 전혀 다른 곳에 자리 잡고 살아야 한다. 가끔 미국을 방문하면서 느꼈던 해방감이나 청량감은 그곳이 삶의 터전이 되어버리면 진부함과 지겨움으로 변할 수 있다. 오히려 가끔 한국을 방문할 때 묘한 해방감을 느끼게 된다. 단기 방문 때 가졌던 낭만적인 감정이 계속 지속될 거라고 착각해서는 안 된다.

처음에 매치가 되어서 출국을 준비하는 동안에는 오랜 시간 기울인 노력이 드디어 보상받았다는 마음에 마냥 들뜨고 기쁘다. 하지만 특히 싱글인 경우 막상 출국해서 아무도 없는 숙소에 덩그러니 들어가 앉아 있을 때 "내가 무슨 짓을 한 거지?"라는 생각이 들지 않으면 거짓말일 것이다. 특히나 미국 생활의 경험이 없다면 처음 몇 달 동안은 영어도 어렵고 사람들을 어떻게 대해야 할지도 난감하다. 사회보장카드며 운전면허증이며 은행 계좌와 같은 기본적인 것조차 어떻게 얻어야 하는지 좌충우돌하면서 알아내야 하는 스스로의 처지가 딱하게 느껴질 가능성도 높다.

그러나 삶의 터전을 옮겨버리는 이민이라는 결정은 이미 내려졌고 이민자의 삶은 고단할 수밖에 없다. 병원에서는 존경받는 의사라도(사실 인턴 시절엔 그렇지도 않다) 밖에 나가면 '영어는 제대로 할까?'라는 의심의 눈초리를 받는 Chink(중국인을 비하하여 이르는 말)가 되어버린다. 어린아이처럼 사회의 규칙을 처음부터 배워야 하고, 특히 처음 1~2년 동안은 그 나라의 관습을 잘 몰라서 반복적으로 바보 취급을 당할 수도 있다. 그 과정에서 자존감은 낮아져가고 어느새 '한국에 돌아가버릴까?'라고 생각하고 있는 스스로를 발견하게 될 수도 있다. 만약 처음부터 레지던트 수련이 유학이 아닌 이민이라는 사실을 염두에 두었다고 해도 최종 결정이 바뀌진 않았을 가능성이 높지만, 최소한 건너올 때의 각오나 마음가짐은 달라질 수 있을 것이다.

연애와 결혼

수련을 위해 미국에 가는 의사들은 결혼 적령기의 나이에 걸쳐진 경우가 대부분이다. 이미 연애 중이라면 물리적 거리와 수련 과정 중 분주함이 이별의 빌미가 되기도 한다. 결혼한 커플들도 불가피하게 별거해야 할 상황에 처하거나, 언어나 문화가 익숙하지 않은 배우자가 미국에 따라와서 발생하는 문제들로 갈등이 발생할 수도 있다. 배우자나 연애 상대가 없는 이들은 미국에서 어떻게 배우자를 만나야 하나 고민하기도 한다.

한국을 떠날 시점에 교제하는 상대가 없는 이들이라면 처음 몇 년간은 미국에 적응하느라 마음의 여유를 갖기 힘들 것이다. 이민자로 살면서 자존감도 떨어질 수 있고 연애하는 데 좋은 환경도 아니다. (물론 그 와중에 성공적인 연애를 이끄는 능력자들도 분명 있다.) 꼭 한국인과 교제하고 결혼해야 한다고 생각한다면 미국 현지에 나와 있는 한국인들을 만나거나 한국에서 소개받고 원격 교제를 해야 하는데 둘 다 쉬운 일이 아니다. 한국인이 비교적 많은 대도시(뉴욕, LA, 시카고, 애틀랜타, 휴스턴, 댈러스 등) 또는 유학생이 많은 도시로 가게 되면 의외로 쉽게 상대를 만날 수도 있지만, 미국의 한인 사회는 좁고 말이 많아서 한국에서 살 때처럼 마냥 쉽게 생각해선 안 된다. 한국에서 소개받은 후 원격으로 교제하고 결혼하는 커플들도 가끔 보는데, 이럴 때는 배우자가 미국 생활에 대한 환상을 가지고 있지 않은지 확인해보기를 권한다. 미드에서 흔히 보이는 낭만적인 미국 생활과 팍팍한 수련의로서의 이민 생활 사이에는 커다란 간극이 있다.

꼭 한국인을 만나지 않아도 된다고 생각한다면 미국에서 현지인을 만나는 것도 방법이다. 하지만 문화적·언어적 차이가 생각보다 극복하기 어려울 수 있다는 점을 알아야 한다. 한국인 사이에서도 기본적인 생활 습관의 차이를 극복하기 힘든 경우가 많은데, 처음에는 눈에 안 띄던 작은 차이들이 나중에는 못 견디게 될 수도 있기 때문이다. 언어의 장벽도 분명 무시할 수 없다. 언어가 어느 정도 통하고 문화적 배경도 비슷한 한인 교포들도 자란 배경이 다르고 생각하는 방식이 다를 수 있다는 점을 명심하자. 그럼에도 미국인, 또는 타 국가 출신의 외국인과 만나서 행복한 결혼 생활을 하는 분들도 많다.

싱글이 연애 상대를 만나기 위해서는 가능하면 대도시로 가야 확률이 높아진다. 대도시는 유학생이나 현지 직장인들을 만날 수 있는 모임과 기회가 풍부한 편이기 때문이다. 도시별로 뉴욕처럼 여초이거나, 실리콘밸리처럼 남초인 지역 특색이 관찰되기도 한다. 학교 도시에는 유학생 중심의 커뮤니티가 잘 형성되어 있고 보통 종교 기관이나 한인 학생회 행사를 통해 유학생 커뮤니티와 교류하게 된다. 현지인을 만날 때도 자신이 속한 지역이나 직장

등에서 만나거나 주변의 소개를 통해 만나는 게 일반적이다.

가족과 함께 미국에 가게 될 때는 배우자와 자녀가 현지에 적응하는 과정에서 많은 스트레스를 받을 수 있다는 점을 기억해야 한다. 단순한 언어적 차이도 있지만, 설령 언어가 능숙하다고 해도 새로운 문화에 적응하는 건 모두에게 힘든 일이다. 특히 그 문화에서 자란 사람들이 자연스럽게 습득한 것들을 알지 못해서 다시 어린아이가 되어서 모든 것을 처음부터 배워야 하는 상황에 처하게 되면 자괴감에 빠질 수도 있다. 본인 스스로도 수련을 시작하면서 새로운 병원 시스템에 적응하느라 바쁜데, 가족들도 이런 스트레스를 표출하게 되면 불화가 발생할 수 있다. 미리 그런 상황을 가정하고 해소할 방안을 상의하도록 하자. J-2처럼 비자에 따라 배우자가 미국에서 일할 수 있는 노동허가를 받을 수도 있는데, 배우자가 희망한다면 어떤 일을 할 수 있을지, 그 일을 하기 위해서 어떤 교육이나 훈련이 필요한지 등을 미리 함께 고민해보면 현지에서 받는 스트레스를 줄일 수 있다.

부모님

처음 미국에 건너갈 무렵에는 부모님께서 점점 늙어가는 과정 중이시겠지만 아직 정정하게 스스로 모든 것을 하실 수 있을 것이다. 그러다 수련을 마치고 일하면서 한 해 두 해 지나다 보면 어느 날 갑자기 부쩍 연로해지신 부모님을 발견하게 된다. 혹시 편찮

으시기라도 하면 한국에 있는 의사 친구들에게 이런저런 부탁을 하게 되고 그러면서도 가까이 가서 직접 보살펴드릴 수 없는 상황에 마음이 불편해진다.

부모님이 미국 영주권이나 시민권을 가지고 계시지 않다면 부모님과 함께 미국에 이주하기란 불가능하다. 미국 법에서는 직계 가족을 부부와 미성년 자녀들로 정의하므로 부모님은 비자를 받을 때 동반 가족으로 간주되지 않는다. 비이민 비자와 이민 비자 모두, 직계 가족 범위는 본인의 배우자 및 자녀에 한한다. 특수한 경우 부모님이 별도로 영주권 수속을 거치거나 비자를 받아서 오실 수도 있겠지만, 은퇴 연령의 부모님들이 투자 이민 이외의 방법으로 독자적인 이민 비자를 취득하기란 쉽지 않다.

본인이 미국 시민권자거나 시민권을 획득하게 되면 부모님을 미국으로 초청할 수 있다. 부모님의 영주권을 후원하려면 본인의 수입으로 부모님을 부양할 수 있는 재정적 여유가 있음을 증명해야 한다. 그러나 이렇게 영주권을 획득하더라도 의료보험이라는 또 다른 복병을 만나게 된다. 한국의 의료보험은 일부 외국인을 포함한 한국 내 모든 거주민에게 가입 자격을 부여하지만, 미국은 65세 이상의 노인을 위한 메디케어나 저소득층을 위한 메디케이드 외에는 공보험이 없어서 비싼 가격으로 사보험에 가입해야 하기 때문이다. 미국의 메디케어는 근로 경력이 있는 65세 이상의 합법적 체류자를 위한 것으로 일반적으로 미국에서 10년 이상 일하면서 세금을 납부한 자와 그 배우자에게만 혜택을 부여한다. 소득이 없으면 메디케이드 혜택을 받을 가능성이 있는데, 영주권을 획득하자마자 이런 혜택을 이용하면 추후 시민권 신청에 문제가 될 수도 있다는 말이 있다. 이 두 가지 옵션을 배제하면 결국 사보험 시장에서 보험에 따로 가입해야 하지만, 질병 이환 위험이 높은 노인들의 기본적인 보험료는 꽤 비싸다. 속칭 오바마케어로도 불리는 〈건강보험개혁법Affordable Care Act〉에 기반을 둔 보험 상품도 매달 부담하기에는 꽤 부담스러운 금액이다. 설령 이런 모든 문제가 해결된다 하더라도 연로하신 부모님이 이민을 택하기란 쉬운 일이 아니다. 늦은 나이에 한국에서 쌓아온 모든 것을 버리고 타향으로 이민을 온다는 건 설령 그게 자의라 해도 적응하기 쉽지 않을 것이다.

시민권자는 부모님 외에 형제자매의 이민을 후원할 수도 있지만, 형제자매 이민은 신청자가 10년 이상 적체되어 있어서 사실상 불가능하다고 보면 된다. (2020년 현재 2006년 신청분에 대한 심사가 이루어지고 있다.) 또한 부모님 초청과 마찬가지로 본인의 경제적 능력이 보증되어야 한다.

부모님이 연로하셨는데 한국에 부모님을 돌볼 수 있는 다른 형제자매가 없다면 도미 전후로 크게 고민이 될 것이다. 미국에 떠나고 나서도 건강하시던 부모님이 한 해가 다르게 늙어가고 여기저기 아픈 곳이 생기기 시작하면 한국 의료기관에서 근무하고 있는 친구들의 도움이 매우 절실하고 요긴하다. 평소에 친구들에게 잘해두면 언젠가는 큰 보답이 되어 돌아올 수 있음을 기억하자.

부모님이 많이 편찮아지시게 되면 미국에서 경력을 잘 쌓고 있다가도 귀국을 심각하게 고민하는 상황에 처할 수 있다. 부모님이 건강하실 동안, 자주 함께 좋은 시간을 보내도록 하자.

육아 및 자녀교육

이민자로 살아가면서 또 다른 고민거리가 육아 및 자녀교육 문제다. 인구밀집지역에서 아이가 어릴 때 안전하게 맡길 수 있는 데이케어daycare를 찾기란 매우 어려운 일이다. 종일반은 비용도 만만치 않게 들 뿐만 아니라, 아이를 맡기고 데려가기 위해서 근무시간을 조절해야 할 필요가 생기기도 한다. 어린이집에 아이를 맡기는 비용은 한국에 비해 상대적으로 비싸다. 시간도 그렇게 유연하지 않은 편이고 대도시에서는 어린아이를 맡길 수 있는 시설의 빈자리를 찾는 것도 쉽지 않다. 부모님이나 다른 형제자매들이 주변에 있는 게 아닌, 부부만 달랑 미국에 나와 있을 때 아이가 아프기라도 하면 누군가는 일을 빼고 아이를 봐주어야 한다. 어린 자녀가 걸린 문제에 대해서는 비교적 관대한 미국이지만, 배우자가 전업주부가 아닌 이상 레지던트 신분에서 자주 시간을 뺀다는 건 쉽지 않은 문제다. 보모를 구할 수도 있지만 입주 도우미를 고용하는 비용은 한국과 비교할 수 없을 만큼 비싸고 괜찮은 사람을 구하기도 어렵다. 또한 육아용품 가격도 만만치 않아서 레지던트 수입으로는 감당하기 어려울 것이다. 이 때문에 한국에 계신 부모님께 급하게 도움을 요청하여 아이를 맡기는 이들도 있고 아이를 데리고 배우자가 잠시 한국에 귀국하는 일도 생긴다.

자녀가 커서 학령전기에 이르면 한국인 부부들은 아이에게 어떤 언어와 문화를 가르쳐야 할지 종종 고민에 빠진다. 집에서 한국말만 쓰던 아이들은 밖에 나가서 영어에 노출되면 혼란을 느끼는데, 아이가 힘들어하는 모습을 보는 부모 마음도 역시 힘들다. 좀 더 커서 학령기에 이르면 영어만 쓰려고 하는 아이 때문에 실랑이를 벌이는 집이 적지 않다. 또한 아이가 학교에 가서 배우고 경험하는 것들이 부모가 한국에서 학교에 다니면서 경험한 것들과 많이 다르다 보니 아이가 직접적으로 겪는 일상에 대해 잘 알지 못해 소외감을 느낄 수도 있다.

물론 본인의 의지와 상관없이 미국에서 태어나 자라고 있는 아이 입장에서 보면 부모의 고향과 모국어일 뿐인 한국과 한국어에 집착하는 부모 모습이 이해되지 않을 수도 있다. 미국에서 지내는 시간이 어느 정도 흐르면 아이는 자연스럽게 미국인으로 자랄 것이고 한국보다는 미국에 더 친밀감을 느끼게 된다. 정답은 없는 문제지만 이 부분에 대해서도 미리 부부가 함께 생각을 정리해보면 좋을 것이다.

미국 어디에서 살아야 하나?

우리는 미국이라고 쉽게 이야기하지만 미합중국은 엄청나게 커다란 나라고 지역별로 인구 구성이나 문화가 미묘하게 다른 곳이다. 한국인들이 많이 모여 사는 로스앤젤레스나 뉴욕 같은 대도시에서는 한국에서 먹던 것과 비슷한 음식을 먹고 비슷한 물건을 사용하며 한국말을 주로 쓰면서 한국에서처럼 살 수도 있다. 반면 한국인이 거의 살지 않는 중서부나 남부 시골 지역으로 가면 동양인이라는 이유만으로도 주목받는 진기한 경험을 할 수도 있다. 처음에 수련을 받으러 건너갈 때는 수련 프로그램과 매치되기 때문에 선택의 폭이 좁을 수 있지만, 장기적으로 어디에서 살아야 할지는 개인의 가치관에 따라 크게 달라진다.

한국 음식을 꼭 먹고 살아야 한다면 주변에 한국 및 동양 마트가 있는지를 확인해야 한다. 한국행 직항이 있는 도시들은 일반적으로 한국인들이 생활하기에 나쁘지 않은 제반 환경을 갖춘 경우가 많다. 배우자의 직업이나 출신지도 사는 곳을 결정하는 데 중요한 요소가 된다.

언제까지 미국에서 살 수 있을까?

한 해 두 해 살다 보니 어느새 수십 년이 흘러버렸다고 많은 이들이 입을 모은다. 처음 수련을 받으러 미국에 건너올 때는 미국 생활이 반영구적으로 길어지리라는 상상을 하기가 힘들다. 막연히 언젠가는 돌아가지 않을까 생각하지만 그럴 수 있을지 확신이 안 선다. 예전에 미국 병원에서 암으로 돌아가시기 직전이었던 한국 환자분을 만난 적이 있다. 젊을 때 이민 와서 미국 회사에서 평생을 일하고 은퇴하셨다고 했다. 영어를 잘하는 분이었지만 질병으로 점점 더 쇠약해지면서 의사소통이 쉽지 않아졌고 한국말로 이야기하는 시간이 길어졌다. 그 와중에 빵과 스파게티 같은 병원 음식을 받고 한 수저도 못 드시는 모습을 보면서 개인적으로 나이가 너무 들기 전에 한국으로 돌아가야겠다고 생각하기도 했다.

삶은 우리가 생각한 대로 흘러가지 않는다. 부모님의 병환, 배우자나 자녀의 부적응 등 여러 문제로 미국에서 수련받은 직후나 직장 경력을 쌓은 이후에 귀국을 고민하게 될 수 있다. 그럴 때 한국에서 수련을 받고 오지 않았다면 한국에서의 전문의 자격 취득이 쉽진 않을 것이다. 내과는 미국에서의 수련 자체는 인정해주지만 최근까지 4년의 수련 과정을 요구해서 3년의 미국 내과 수련만 마친 경우 미국이나 한국에서 1년 이상의 펠로 과정을 수련할 것을 요구한다. 몇 년 전 한국의 내과 전문의 수련 과정이 3년으로 단축되었으니 앞으로는 이러한 요구 사항이 변동될 가능성도 있다. 하지만 그럴 때도 한국의 전문의 시험에 응시할 자격만 주어지는 것이니 필기시험과 실기시험(슬라이드 시험, 속칭 땡시)을 거쳐야 한국에서 전문의 자격을 취득할 수 있다. 환자 사례를 중심으로 문제를 출제하는 미국 전문의 시험과 달리, 한국 전문의 시험은 많은 암기를 요구하고 심지어 3, 4년 차 레지던트들 사이에 회람되는 소위 '족보'를 공부하지 않으면 통과하기 어렵다고 알려져 있다.

수련 과정을 인정받고 시험을 모두 통과하면 비로소 한국 전문의 자격을 취득할 수 있다. 내과에서는 전문의 자격을 취득하더라도 미국의 수련 과정과 한국의 수련 과정이 달라서 소화기내과 펠로를 해야만 배울 수 있는 내시경이나 초음파 같은 술기는 미국에서 익히지 못한다. 한국의 이차병원이나 의원에서 내과 전문의를 모집할 때는 내시경이나 초음파 등에 능숙할 것을 요구하므로 미국 수련을 마치고 시험을 통과해서 한국 전문의 자격을 갖춘 다음에도 실질적으로 한국에서 직장을 찾기가 어려울 수 있다. 물론 한국에서 이미 전문의 과정을 다 마치고 미국에서 다시 수련을 받은 선생님들은 한국 자격이 계속 유지되므로 국내 복귀가 그리 어렵지 않다.

수련 과정은 그 프로그램이 자리 잡은 문화적 배경과 깊은 연관을 맺고 있다. 미국의 병동 운영 방식은 한국의 그것과 꽤 차이가 있고 환자들의 태도나 대응 방식도 한국과 다르다. 물론 의학적 지식 자체는 크게 다르지 않지만, 국가나 지역에 따라 흔한 질병이 다르고 문화적 차이도 클 수 있어서 이상적으로는 자신이 앞으로 진료할 환경에서 수련을 받는 것이 바람직하다고 생각한다.

상당수의 미국 전문의가 한국에서 제약회사나 바이오테크 업계에 취직한다. 미국에서 임상 연구에 종사했던 경력이 있으면 아직 인력 수요가 꽤 있는 편이라서 한국에 꼭 들어와야 한다면 그 경로도 나쁘지 않다.

수련을 받으러 미국으로 떠날 당시에는 그것이 이민이라는 사실을 깨닫지 못하는 경우가 많다. 하지만 현실적으로 수련 후에 한국에 돌아오기란 쉽지 않다. 물론 70년대처럼 한 번 떠나면 수십 년 동안 고국 땅을 밟지 못하게 되는 수준은 아니지만, 수련을 위해 미국으로 간다는 건 삶의 터전을 영원히 옮기는 일일 수도 있음을 기억해야 한다. 한 번 미국에 건너오면 한국에서 한 달 정도 시간을 보내기도 쉽지 않게 된다. 자신이 태어나고 자라온 사회를 떠나서 완전히 다른 문화와 인종들이 주류를 형성하고 있는 곳으로 떠난다는 건 쉬운 일이 아니다. 더군다나 한국에서 의사가 될 정도면 이미 주류 사회에 편입된 것과 다름없는데, 미국에 건너가면 당장 한마디만 꺼내도 확연히 외국인이며 주변인인 것이 드러나는 상황에 처하게 된다. 평생 함께 시간을 보내온 가족과 익숙한 친구들, 친지들을 떠나는 것도 쉬운 일이 아니다. 이국에서 바쁘게 살다 보면 아무리 친했던 사람들이라도 점점 소원해지기 마련이다.

미국 이민과 연애, 결혼 그리고 부모님 부양의 문제를 다 함께 해결한다는 건 쉬운 일은 아니지만 불가능한 일은 아니다. 자신이 처한 상황을 심사숙고하여 스스로에게 최선의 선택을 하기 바란다.

나의 이야기—미국에서 연애하고 결혼하기

나는 만으로 서른이 되는 나이에 미국으로 건너왔다. 처음 미국에 올 때는 큰 걱정이 없었다. 뉴욕에서는 연애의 기회도 얼마든지 있을 거라는 기대도 없진 않았다. 예상대로 기회는 많았지만 맘에 드는 누군가를 만나는 건 쉬운 일이 아니었다. 그렇게 3년이 지나고 애틀랜타로 펠로를 가게 되었다. 펠로 1년 차는 생각보다 훨씬 힘들었다. 레지던트 때보다 당직도 많고 그 와중에 논문도 써야 했다. 이사하고 나서 다닐 교회를 찾는 데도 한참 걸려서 여기저기 방황하고 있었다. 거의 6개월이 지나고 나서야 한 교회에 정착했는데, 거기에서 바이올린을 연주하던 예쁜 아가씨를 만났다. 얘기하다 보니 서로 겹쳐서 아는 사람도 많고 통하는 것도 많아서 사귀게 되었고 곧 '이 사람이다'는 확신이 들었다. 사귀기 시작하고 얼마 안 돼서 그녀가 메릴랜드에 있는 치과대학에 입학해서 우리는 장거리 연애를 시작했고 한 달에 한 번씩 만나다가 1년 후 결혼했다. 결혼 후 1년 동안 떨어져 살다가 내가 펠로를 졸업하면서 아내가 살던 도시에 있는 학교에 직장을 잡아 살림을 합치게 되었다.

그 과정도 순탄하지 않았다. 학교에 자리를 잡고 싶었는데 의과대학은 큰 도시가 아니면 몇 개 없는 데다 내 전문 분야가 워낙 특수하다 보니 선택지가 더 제한적이었다. 같이 살려면 아내가 사는 도시에 있는 학교에 내가 자리를 잡거나, 아니면 치대가 있는 도시로 가서 아내를 전학(?)시키는 방법밖에 없었다. 하필이면 아내가 살고 있는 도시에는 메릴랜드 의대와 존스홉킨스 의대밖에 없었는데, 메릴랜드는 이미 1년 전에 내 분야에 사람을 채용해서 난색을 표했고 존스홉킨스는 나보다 더 강력한 후보가 있던 상황이었다. 그래서 처음에는 다른 곳으로 가는 방법을 더 고민했고 오퍼를 받을 때 치과대학 측에 트랜스퍼 요청을 해달라고 했지만 그것도 쉽지 않았다. 한 곳에서는 트랜스퍼를 하면서 한 학년 아래로 들어갈 것을 요구해서 결국 가는 것을 포기하기도 했다. 그러다 마지막에 극적으로 존스홉킨스에서 나에게 오퍼를 주어서 아내와 함께 살게 되었다.

부부가 같이 일한다면 직장을 옮기기가 쉽지 않다. 우리 부부는 다행히 같은 학교에서 일하게 되어서 큰 문제가 없었지만 그게 항상 가능한 일은 아니기에 불가피하게 주말부부로 지내는 이들도 있다. 특히 미국 학계에선 학교를 옮기면서 승진하고 경력을 만들어가는 경우가 많은데, 부부가 함께 경력을 만드는 것도 쉬운 일은 아니다. 물론 이런 어려움을 고용주(학교) 측도 잘 알고 있어서 외부에서 교수를 초빙할 때는 배우자의 직장도 알선하거나 소개해주기도 한다.

15장.

한국과는 다른 미국 생활

박찬왕

아메리칸 라이프

무엇이 아메리칸 라이프인가? 미국에서는 다양한 지역에서 다양한 인종이 다양한 문화를 가지고 나름의 삶을 살고 있다. 따라서 무엇이 아메리칸 라이프인지 대답하기가 참으로 어려운데 결국 핵심은 바로 이 '다양성'에 있지 않나 싶다. 미국에서의 삶을 어떤 삶이라고 정의하기는 어렵지만, 분명한 건 미국에는 정말로 다양한 방식의 삶이 있고 남들이 나와 전혀 다른 종류의 삶을 산다고 해도 그것이 별로 이상하지 않은 사회라는 점이다. 글로벌 미디어의 발달로 사람들의 삶이 전반적으로 비슷해져 가는 경향이 있고 세대가 지나면서 고유의 문화가 많이 희석되고 있지만, 여전히 이민 1세대들은 가정 내에서 고유의 문화를 유지하면서 살고 있는 경우가 많다. 특히 미국 사회는 사생활이 많이 존중되는 문화를 가져서 남들이 어떻게 사는지 관심을 갖는 것 자체가 다소 이상해 보일 수 있다. 결국 진정한 아메리칸 라이프는 내가 살고 싶은 대로 사는 삶이라고 할 수 있다.

무엇이 아메리칸 라이프라고 콕 찍어서 말하긴 애초에 불가능하지만 2000년대에 미국으로 온 이민자의 관점에서 한국 사회와 조금 다르게 느껴졌던 점들에 대해 이야기해보고자 한다. 그러나 이런 이야기는 사실 매우 조심스러운 것이, 내가 알고 있는 한국 사회는 2007년에 멈춰 있다. 나는 2007년에 한국을 떠난 이후 한국에서 2주 이상 체류한 적이 없다. 또 다른 경험의 한계는 내가 한국 사회와 미국 사회 양쪽에서 모두 광범위한 경험을 하지 않은 점에 기인한다. 한국에서는 매우 학구적인 분위기의 의과대학을 나와서 서울에서 살았다면, 미국에서는 평범한 주립대학에서 비교적 인구밀도가 높지 않은 지역에 살고 있기 때문에 이 두 가지 삶을 직접 비교하기란 큰 한계가 있다. 그러므로 독자들의 해석에 많은 것을 맡기고 싶으며 한 개인 의사가 겪은 이민 생활과 경험에 대한 묘사 정도로 받아들여 줬으면 하는 바람이다.

미국 사회에서 처음으로 낯설다고 생각했던 건 지극히 가족 중심적인 문화였다. 한 예로 2017년 켄터키의 한 의원이 국회에서 선서를 하는데 그의 아들이 옆에서 우스꽝스러운 대빙dabbing 동작을 취했던 사건은 많은 논란과 동시에 큰 웃음을 안겨주었다. 국회의원 선서를 하는데 크게 울고 있는 갓난아이부터 이런 철없는

십 대 아이를 동반해서 행사를 진행한다는 것 자체가 미국이 가족에 대한 존중이 얼마나 강한 사회인지를 간접적으로 보여준다. 철없는 아이를 참석시키면 언제든 비슷한 일이 일어날 수 있겠지만, 그런 이유로 미국에서 이런 행사를 고리타분하게 의원들끼리만 앉아서 진행하게 될 거라고는 생각하지 않는다. 미국 공중위생국장Surgeon General인 제롬 애덤스Jerome Adams 박사의 임명식 때도 그의 가족이 모두 함께 참여했으며, 대부분의 정부 및 비정부의 공식 행사에 가족들이 초대되는 것은 미국에서 매우 당연하게 여겨진다. 레지던트도 졸업식 행사에 가족을 초청할 수 있어서 부모님이나 배우자, 자녀들이 함께 와서 축하해준다. 연말 송년회에도 보통 동반 1인을 초청하기 때문에 배우자와 함께 오거나 미혼자는 파트너나 형제자매, 친구 등과 종종 같이 온다.

행사에서만 가족을 중요시하는 건 아니다. 일상생활에서 일하는 시간 이외의 시간, 특히 주말과 저녁 시간은 패밀리 타임으로 가정하고 이 시간을 방해하는 경우는 거의 없으며 만약 부득이하게 방해하게 된 당사자는 매우 미안해한다. 물론 근무 형태 자체가 가족과 보내는 시간을 방해받는 구조라면 어쩔 수 없다. 예를 들어서 회사의 중역들이나 책임이 있는 사람들 그리고 전문 직종들은 보통 이런 시간을 보호받지 못한다. 당직이 있거나 필요할 때는 일을 할 수 있지만 (레지던트를 제외하면) 그에 대한 상당한 경제적 보상이 따라올 수밖에 없다.

레지던트에게도 당직을 제외한 시간에 일을 시키는 건 매우 부당하게 받아들여지며, 이 부분에 대해서는 "No!"라고 분명하게 이야기할 수 있다. 물론 미국에서 근무시간이 아닌데 일을 강요하는 사람을 실제로 본 적은 없다. 회식 자리도 한 번도 겪거나 본 적이 없다. 근무가 끝나고 직장 내 가까운 친구들과 만나서 어울리거나 이런저런 일과 관련된 저녁 모임은 간혹 있을 수 있지만, 공식적으로 직장 사람들과 모여서 저녁을 먹는다거나, 주말에 등산을 가야 한다고 모이는 일은 미국에서는 한 번도 경험하지 못했다. 1년에 두 번, 졸업 파티와 송년회가 열리는 공식적인 과 행사가 있지만 앞서 언급한 대로 가족을 대동할 수 있고 참여 여부도 개인의 자유다. 이런 분위기는 레지던트를 졸업하고 직장에 들어가서도 마찬가지다. 저녁을 먹고 집에 들어가라고 강요하는 사람도 없을뿐더러 그런 이가 있다면 매우 이상한 사람으로 인식될 것이다. 가족과 함께할 시간을 빼앗기 때문이다.

내가 레지던트를 시작하기 전에 과에서 IT 프로바이더IT Provider로 일할 때였다. 프로그램 디렉터의 방에서 일하고 있었지만 디렉터인 닥터 나카타는 내게 한 번도 개인적인 일을 부탁한 적이 없었다. 그러던 중 도저히 해결이 안 되었는지 나에게 질문을 했고, 대답보다는 내가 직접 가서 해결해주는 편이 빠르다는 생각이 들었기에 그날 저녁 디렉터의 집을 방문해서 컴퓨터를 고쳐줬다. 그러는 내내 디렉터는 나에게 패밀리 타임을 빼앗아서 미안하다는 사과를 몇 번이고 했고, 나의 아내에게 직접 전화해서 정말 미안하다고 사과하는 모습이 참으로 신기해 보였다. 그 후로 우리는 매우 가까운 사이가 되어서 1년에 최소한 몇 번은 서로의 집을 들락날락하는 사이가 되었다. 그 후로도 가족과 함께하는 식사 초대를 통해 오가며 한두 번씩 디렉터의 컴퓨터를 고쳐준 일은 있지만, 기본적으로 다른 사람의 패밀리 타임을 방해하는 것에 대해서는 매우 조심스러운 문화임이 확실하다.

어떤 문화가 만들어지는 것에는 항상 배경이 있기 마련이다. 미국은 이런 문화가 조성될 수밖에 없는 이유가 아이들이 학교에서 3~4시면 집으로 돌아오고 한국처럼 학원에서 학원으로 돌아다니는 분위기가 아니기 때문이다. 심지어 학원에 가더라도 부모가 아이들을 차에 태워서 열심히 데리고 다녀야 해서 저녁 시간이나 주말 동안 예기치 못하게 뭔가를 하게 될 상황에 처하면 소위 말하는 멘붕이 올 수도 있다. 학원이나 과외 활동을 한다고 해도 아이들이 대중교통으로 알아서 가거나 학원에서 운영하는 교통편에 의존하는 것도 아니어서 부모가 차로 데려가 그 활동을 옆에서 내내 보는 경우가 대부분이다. 수영을 하면 수영 강습을 하는 내내 지켜보고, 태권도를 하면 태권도 강습을 하는 내내 부모 자리에 앉아서 보고 있다. 학교에서 하는 스포츠나 각종 예술 활동들도 크고 작은 대회가 자주 열리다 보니, 아이들을 지켜보는 것이 이곳 사람들 일상의 전부가 아닐까 하는 생각이 들 때도 있다. 좋은 점은 아이들이 자라는 모습을 아주 가까이서 바라보기 때문에 아이들과 매우 가까운 사이가 될 수밖에 없다는 점이다. 학교에 다니는 아이들은 긴 여름방학과 다소 짧은 겨울방학

외에도 봄방학, 가을방학이 일주일 정도 있고, 이 기간에 아이들과 여행을 가는 것이 많은 가족들의 주요 행사다. 나와 아내도 아이들과 여행 갈 1년 치 계획을 세우고 준비하는 것이 커다란 일이자 즐거움이다.

아이들과의 여행도 휴가가 있어야 가는 것이다. 미국에서는 일반적으로 최소 4주의 휴가가 주어진다. 나와 아내는 명절 휴가를 포함해서 1년에 7~8주 정도의 휴가를 쓰고 있고, 대부분의 휴가는 아이들과 여행을 가는 데 사용한다. 아이들은 자연스럽게 1년에 5~6번 정도는 가족여행을 가고 소소한 주말여행은 그보다 훨씬 자주 간다. 물론 이는 가정의 환경마다 다르고 우리 가정은 아이들과 여행을 다니는 것에서 큰 보람을 느끼기 때문에 많은 시간과 재화를 들이고 있어서 가능한 일이다. 하지만 분명한 점은 많은 미국 가정들이 여유와 기회만 된다면 이렇게 가족과 여행을 가는 것에 큰 노력과 시간을 들인다는 것이다. 또한 주변의 적지 않은 가족들이 1~2년에 한 번씩 삼대가 모이는 가족여행을 떠난다.

가족 중심적 분위기 외에, 한 가지 짧게 언급하고 싶은 미국 사회의 또 다른 특징이 있다. '안전'을 '속도'보다 중요하게 생각한다는 점이다. 미국은 매우 느리게 가는 사회다. 처음 미국에 오면 가장 황당한 것 중 하나가 한국식 계좌이체가 없다는 점이다. 사실은 있지만 수수료가 매우 비싸서(건당 약 20달러) 주택 거래와 같이 매우 큰 금액을 빠른 시간 안에 송금해야 할 때만 사용한다. 그

외에는 대부분 개인 수표를 사용해서 우편으로 보내거나 직접 거래하는데, 일반적으로 수표를 입금한 후 24시간이 지나야 입금액을 사용할 수 있다. 타 은행에 있는 본인의 계좌를 온라인으로 송금할 때도 3일 정도는 지나야 사용할 수 있는데 그것은 (적어도 은행의 설명에 의하면) 자금을 확인한 후에 사용이 가능하게 하기 위함이다. 따라서 미국에는 다른 종류의 금융 범죄는 있을지언정 한국과 같은 전화와 실시간 계좌이체를 통한 금융사기는 근본적으로 존재하기 어렵다. 하지만 사기꾼들은 어디에서나 수단과 방법을 가리지 않고 사기를 치기 때문에 누군가 나에게 지금 위험에 처했다고 하면서 돈으로 해결하라고 할 때는 극히 조심해야 한다는 점에 예외가 없다. 금융뿐만 아니라 많은 경우에 '속도'보다는 '안전'을 중요하게 생각하는 사회 분위기가 있어서 많은 한국인들이 이민 초기에 미국의 느리게 가는 시계에 크고 작게 당황하고 좌절을 겪는 일들이 비일비재하다.

인간답게 일하고 산다는 것

미국의 느리게 가는 시계에 대한 이야기를 조금 더 하겠다. 단지 실시간 계좌이체와 같은 것들이 널리 사용되지 않거나 인터넷이 느린 문제뿐만 아니라, 아마 미국에 처음 오면 사람이 관련되는 거의 모든 일에서 '속이 터진다'는 느낌을 받을 것이다. 애니메이션 〈주토피아〉에서도 운전면허를 발급하는 DMV에서 일하는 모든 직원이 나무늘보로 묘사되는데, 그런 장면을 보면 많은 부분에서 느릿느릿하게 이뤄지는 서비스를 한국에서 온 이들만 답답하게 느끼는 건 아닌 듯하다. 그나마 프라이빗 섹터의 서비스업은 나름 미국 기준에서는 속도감이 있지만, 관공서 같은 서비스는 미국 사람들이 보기에도 참기 힘들만큼 느린 것인지 종종 미디어에서 DMV를 희화화하는 장면을 볼 수 있다. 반대로 미국에서 몇 년 살다가 한국에 오면 마트에서 계산하는 계산대 직원의 속도에 놀라고, 은행에 가면 은행 직원의 보이지 않는 손의 속도에 놀라고, 거의 모든 서비스 직종에서 한국 사람들이 얼마나 빠릿빠릿한지 깜짝 놀라게 된다. 처음에는 이를 보면서 '그래, 역시 한국 사람이 일 잘하고 최고다'라고 생각했는데, 지금은 한국에 가면 오히려 이런 점들에서 다소 불편한 마음이 든다.

이용하는 사람으로서는 빠릿빠릿하고 일을 잘하는 것이 당연히 좋겠지만, 일을 하는 사람 입장에선 그것이 얼마나 스트레스일까? 조금 느리고 더딘 흐름이 생기면 고객이 불편해하고 상사가 불편해하고 직장의 다른 팀원이 불편해하는 그런 시스템 속에서 온종일 일하는 노동자의 마음은 얼마나 불편할까? 미국 마트에서 계산하다 보면 계산원이 슬렁슬렁 스캔하면서 종종 고객에게 이런저런 말을 걸기도 한다. 예를 들어 음식을 사면 자기가 이거 먹어봤는데 정말 괜찮다고 말하는 등 그냥 소소한 이야기를 많이 하고 사소한 농담도 자주 주고받는다. 그렇다고 해서 뒤에서 기다리는 사람이 항의하거나 불평하는 일은 드물다. 기본적으로 고객과 직원의 관계와 서비스 의무가 없지는 않지만, 서비스를 받는 사람이나 서비스를 제공하는 사람이나 모두 같은 사람이고 인간답게 일하고 살 권리가 있다는 전제는 변하지 않는다. 진상 고객이 있으면 경찰을 불러서 강제로 매장 밖으로 내보낼 수도 있다. 잘잘못은 법정에서 따질 것이지 매장 바닥에서 따질 필요가 없기 때문이다.

한국 친구들과 대화하다 보면 미국 항공사의 기내 서비스에 불만을 토하는 모습을 자주 본다. 물론 여러 가지 이유에서 공감할 수 있는 부분도 있지만, 오히려 나는 마음이 불편해서 한국 항공사를 잘 이용하지 않는다. 한 번은 한국에 들렀다가 일본에 갈 일이 있어서 한국계 항공사에 탑승했을 때였다. 사무장이 비행기 일반석 한구석에 앉아 있는 나를 굳이 찾아내서 인사를 하러 왔다. 그 항공사도 아닌 타 항공사의 멤버십 때문이었는데 대체 나는 이런 서비스가 왜 있는지 잘 모르겠다. 승객의 안전을 책임지는 중요한 일을 하는 사무장이 한 시간밖에 안 되는 비행 중에 왜 이런 의미 없는 일에 시간을 보내야 하는지 이해할 수 없었다. 그리고 승무원이 승객과 대화할 때 지나치게 자세를 낮추는 등 순전히 '승객의 기분을 위한' 행위들이 있는데 나는 이런 서비스가 무척 불편하게 느껴진다. 나는 승무원들이 승객의 기분에 신경 쓰기보다는 비행의 안전과 필요한 서비스에 조금 더 집중했으면 좋겠고 그들이 나와 위아래의 관계로 놓인다는 느낌을 받지 않았으면 좋겠다. 그래서 아이러니하게도 나는 미국계 항공사에서 한국인들이 생각하기에 다소 불친절하고 어이가 없다고 생각할 수도 있는 그런 승무원들과의 관계가 마음이 편하다.

이런 현상은 당연히 의료서비스에서도 보인다. 누가 미국 병원은 예약하고 가야 해서 의사를 기다릴 필요가 없다고 했는가? 예약하고 한 달 후에 간신히 의사를 만날 수 있게 되어서 예약시간에 맞춰 가면 접수를 하고도 15분이나 20분쯤 지나야 진료실로 들어갈 수 있다. 진료실에서 나무늘보의 속도로 간호사가 기본적인 것들을 물어보고 또 한 십오 분은 지나야 의사가 나무늘보의 속도로 방에 들어오는 일이 아주 흔하다. 의사는 처방전을 그냥 주기도 하지만 원하는 약국으로 직접 보내주기로 하는데, 이럴 때 두어 시간은 지나야 약국에서 처방전을 받아 약을 준비했다는 연락이 오기 일쑤다. 병원 한 번 가고 약 받는 데 반나절이 그냥 지나가 버린다. 그래도 병원에 와서 왜 이리 늦어지냐고 불평하는 사람은 드물다. 환자가 그 여유로운 계산원이었다. 병원에 가야 해서 오후나 온종일 일하지 않을 수 있었고 나더러 빨리빨리 하라고 재촉하는 사람이 없기에 나도 누군가를 빨리빨리 하라고 재촉할 필요가 없는 것이다. 그리고 환자가 그 비행기 승무원이었기 때문에 병원에서 의료인들이 머리를 조아리며 서비스를 제공하는 것을 바라지 않는다. 사람이 하는 일은 실수가 있기 마련이며 실수가 있으면 찾아서 고치면 되지, 작은 실수가 있었다고 노발대발할 필요가 없는 것이다. 미국도 많은 부분에서 해고가 쉽고 노동자의 권리가 지켜지지 못하는 나라지만, 적어도 서비스업에서는 내가 한국에서 겪었던 경험에 비하면 노동자가 조금 더 인간답게 일할 수 있는 환경이다.

의사도 노동자다. 이 명제는 앞으로도 변하지 않을 것이다. 의사가 병원 소유주로 경영만 전문으로 하는 것이 아니라면 의사는 최소한 부분적으로나마 노동자이며 많은 경우에 온전히 노동자다. 심지어 많은 경우 감정 노동자이기도 하다. 한국 의사들이 종종 이야기하는 미국에서 의사에 대한 대우와 공경은, 사실 노동자 전체에 대한 대우와 공경에 비하면 크게 특별하지 않다. 따라서 미국이 의료인에 대한 대우가 유독 좋은 것이 아니라, 사회 전반적으로 노동자에 대한 태도와 대우가 더 나은 나라라는 인식을 갖고 오는 것이 좋다. 물론 미국도 더 나은 편이지 '좋다'라고 말하기에는 아직도 가야 할 길이 멀다.

일하는 환경에서 '인간답게 일한다'는 생각이 든다면, 직업인으로서도 '인간답게 산다'는 생각이 드는 부분이 있다. 예를 들어서 본인이 아닌, 아이나 가족이 아파서 노동자가 일을 나가지 않는 것은 법으로도 정해진 권리다. 이런 종류의 휴가에 대해 급여를 지급하고 지급하지 않고는 직장과 직원이 계약하기 나름이지만, 이를 이유로 직원을 부당하게 해고할 수는 없다. 물론 이런 사유로 일을 자주 못 하겠다고 하면 직장에서는 다른 이유를 찾아내 해고하겠지만, 적어도 정말 필요할 때는 이런 권리가 상당히 보장된다. 레지던트는 일의 특성 때문에 가족이 아프다는 이유로 종종 병원에 나오지 않는 모습은 보기 어렵지만 1년에 한두 번 정도는 충분히 있을 수 있는 일이다. 나도 레지던트 동안에 아이가 아픈데 도저히 아이를 봐줄 수 있는 사람이 없어서 전화하고 하루 동안 출근하지 않은 적이 있었다. 출산 휴가도 마찬가지로 법적으로 급여를 보장해야 한다는 내용은 없지만, 출산 휴가를 이유로 직원을 해고할 수는 없다. 레지던트는 과마다 전문의 시험을 볼 수 있는 의무 수련 기간이 정해진 전공이 있어서 그럴 때는 출산 휴가를 쓴 만큼 정확하게 추가 근무를 더 해야 한다. 예를 들어 출산 휴가를 3개월 썼으면 3개월 더 근무하면 되는 것이다. 이것은 출산 휴가뿐만 아니라 병가도 마찬가지다. 수련 중 몸이 아파서 4개월 쉬었으면 4개월 더 수련을 받으면 된다. 나는 레지던트 중간에 어머니가 아프셔서 한국에 급하게 2주간 다녀온 적이 있었다. 가족 병가를 쓰면 수련이 더 길어지니 남은 휴가 2주를 포기하고 정기휴가를 간 것으로 처리하는 게 어떻겠냐는 디렉터의 제안을 받아서 그렇게 했다. 가족 일로 급하게 휴가를 내야 하더라도 이것을 전혀 문제 삼지 않는 분위기이며, 상당 부분 법적으로 보장된 권리이기도 하다.

레지던트를 하다가 가족 때문에 다른 도시로 이사를 가야 한다면 프로그램 디렉터가 나서서 자리를 알아보고 도와주기도 한다. 주말부부를 하는 사람이 없는 건 아니지만 이를 결코 남에게 강요하지 않으며, 가족을 이유로 수련 중 프로그램을 옮기는 사례는 보기 드문 일이 아니다. 자리가 마땅치 않을 때는 심지어 전공을 바꾸기도 하며, 이를 아무도 이상하게 생각하지 않고 당연히 그래야 한다고 생각하는 사람도 많다. 수련 중인 레지던트의 배우자도 수련을 받아야 한다면 주변에서 많은 부분 도와주려고 한다. 물론 프로그램에서 배우자를 받아줘야 할 의무 같은 것은 존재하지 않는다. 그러나 배우자가 다른 도시로 가게 되었다면 자신의 레지던트도 다른 프로그램으로 가야 할 수도 있기 때문에 디렉터 입장에서는 신경 써줄 만한 일이 되는 것이다. 배우자가 이미 레지던트를 하고 있어서 상대적으로 쉽게 같은 프로그램에 들어오게 되더라도 그것을 '혜택'이라고 생각할 수는 있지만 아무도 '비리'라고 생각하진 않는다. 물론 그렇다고 프로그램과 맞지 않는 사람을 배우자라는 이유만으로 받아줄 수련 프로그램은 많지 않을 것이다.

이 모든 것들은 자신이 살고 싶은 삶의 모습에 따라서 다소 다를 수 있다. 가족 문제로 직장을 빠질 수 없다고 생각하면 그렇게 살면 되는 것이고 물론 그런 사람들도 있다. 가족이 반드시 있어야 할 필요도 없다. 일이 중요하고 일로 성공하는 것이 삶의 목적일 수 있으며, 다른 사람들처럼 '가족적인 삶'을 살아야 할 필요도 없고 실제로 그렇지 않은 사람들도 많다. 모든 것은 개인의 선택이다. 내가 가족 이야기를 꺼낸 것은 그만큼 직장에서 쓰이는 '인적 도구'이기 이전에 '가족이 있는 한 인간'으로서 어떻게 인간답게 존중받고 살고 있는지를 이야기하기 위해 선택한 주제였다. 라이프 스타일이 다른 사람은 또 그에 맞게 인간적으로 존중받으면서 일하고 살 수 있다. 물론, 이는 앞서 말했듯 어디까지나 내가 경험했던 과거의 한국에 비해서 낫다는 의미이다. 현재의 한국에 대해서 나는 매우 제한된 인식과 경험을 가지고 있으며, 미국 역시 노동자의 인권 면에서 아직도 갈 길이 멀다.

16장.

미국은 인종차별의 나라?

박찬왕 I 조도연

차별을 주고받는다는 것*

외국인으로 산다는 건 그리 쉬운 일이 아니다. 실제로 나는 "미국에서 동양인으로 차별받은 적이 있는가?"라는 질문을 많이 받는다. 하지만 내가 동양인이라는 이유만으로 차별받았다고 생각했던 적은 미국에서 12년 넘게 살면서 딱 한 번 있었다.

미국에서 성형외과 인턴을 돌 때였다. 성형외과 오전 회진은 6시에 도는데, 효율적인 회진을 위해 팀원이 함께 돌며 일을 분담한다. 보통 네 명이 한 조가 된다. 치프 레지던트는 환자나 보호자

* 조도연

와 직접적으로 소통하고, 레지던트 세 명 중 한 명은 소독을, 다른 한 명은 기구와 약품 공급을, 마지막 한 명은 환자의 피검사 결과나 바이털 사인을 살피면서 의무기록을 작성한다. 나는 그날 의무기록을 작성하는 역할을 맡았다.

어느 날 오전 회진을 돌던 중, 퇴원을 원치 않는 환자 및 환자 보호자가 있었다. 의료진의 의견과 달리 완전히 나은 뒤 퇴원하고자 하는 환자들이 있는데 이 환자도 그랬다. 이를 해결하는 과정에서 병동 수간호사가 환자 입장을 우리에게 얘기할 때 나에 대한 불만을 토로하기 시작했다. 수간호사는 닥터 조가 환자와 아이 콘택트를 하지 않는 게 문제라고 했다. 여기에서 끝나면 좋았을 텐데, 더 나아가 닥터 조가 중국에서 와서 그런 것 같다며 이는 문화적인 차이 때문이라고 말하는 것이다. 이 수간호사는 내가 환자와 왜 아이 콘택트를 하지 않았는지 제대로 알아보지도 않고 이 말을 던졌다. 나는 이때 캘리포니아 사람이라고 다 외국인에 편견이 없는 건 아님을 새삼 느꼈다. 이 말은 내가 어느 나라 사람인지도 모르면서 동양인은 무조건 중국에서 왔다고 생각하는 무지와, 동양인이라서 눈이 작아 다른 사람과 아이 콘택트를 하지 못한다는 인종차별적 발언이 담겨 있었다.

수간호사가 이 말을 하는 순간 함께 있던 모든 사람, 특히 성형외과 담당 교수가 나에게 병원위원회에 수간호사를 고발하라고 했다. 당시 나는 그런 시스템이 병원에 있는 줄도 몰랐다. 나는 그 말에 따라 병원위원회에 보고서를 제출했고 그 수간호사는 위원회로부터 특별 교육을 따로 받은 것으로 알고 있다. 나는 미국 병원 내에 소수를 보호하는 여러 기구가 존재하고 있음을 이 일을 통해 알게 되었다. 무엇보다 별생각 없이 뱉는 나의 말 한마디가 상대방에게는 인종차별적인 발언이 되어 큰 상처를 줄 수 있다는 사실도 다시금 깨달았다.

차별과 관련해서 한 가지 염려되는 부분이 있다. 우리가 상대방을 역차별할 수도 있다는 점이다. 한국에서는 '우리'라는 것을 많이 강조하고, 그래서인지 '우리'가 아니면 '나와 다른 사람' 또는 '나와 맞지 않은 사람', 심지어는 '적'이라는 생각을 쉽게 한다. '우리'가 아닌 '나와 다른 사람'과 무언가를 공유하거나 타협하는 문화에 익숙하지 않은 것이 사실이다.

미국에서는 비만 환자를 보기 어렵지 않다. 미국의 음식문화 때문인지 아니면 주변에 비만 환자가 많아서 그런지 나도 미국에 있으면 살찌는 것에 둔감해진다. 미국에 있다가 간혹 한국에 가면 나를 크게 걱정해주시는 분들이 많다. 내 부모님은 물론이고 택시기사님까지 나를 걱정해주신다. 특히 주변 사람들에게는 "얼굴 좋아졌네!", "살이 많이 쪘네", "살 좀 빼지?"라는 말을 많이 듣는다. 미국에서 이러한 말은 상당히 모욕적이고 무례한 표현으로 여겨진다. 미국인이나 서양인한테 영어로 'Big'이라는 표현은 절대로 쓰면 안 된다. 특히 병원에 비만 환자가 와서 그들의 몸무게를 잴 때는 아주 조심스럽게, 최대한 그들이 수치스럽지 않도록 접근해야 한다. 외과 분야에 있는 나로서는 이런 환자들을 수술하는 것은 일상에 속한다.

내가 레지던트 시절, 한 환자가 갑상선 수술을 하기 위해 왔다. 환자가 너무 비만인 데다가 갑상선이 커지는 바람에 숨을 못 쉬어서 실리콘 밸리에 있는 시립병원에 입원해 있다가 일주일 만에 우리 병원 수술장에 빈자리가 나서 갑상선제거수술을 받게 되었다. 250kg이 넘는 환자를 중환자실 침대에서 수술장 침대로 옮기는 데만 6명의 의료진이 달라붙었다. 수술할 때는 목에 피하지방이 하도 많아서 갑상선을 찾아 들어가는 데만 30분이 넘게 걸렸고 지방을 따라서 발달한 혈관을 잡는 데에도 많은 시간을 할애했다. 몸의 중요 구조물 주위에 쌓인 지방 때문에 간신히 신경을 박리하고 성공적으로 수술을 마쳤다. 수술을 마치고 다시 6명이 달라붙어서 환자를 옮기고 회복실로 환자를 이동시켰다. 그런데 이런 환자가 수술 후 상처 소독을 위해 외래에 왔을 때도 의사는 "살을 빼세요"라는 조언을 하기 쉽지 않다. 왜냐면 환자가 정신적으로 큰 상처를 받을 수 있기 때문이다.

그런 경험을 10여 년간 해온 나도 아직 미국 문화에 100% 익숙하지 않은 게 사실이다. 다음은 내가 조교수로 부임을 받고 축농증수술을 하면서 일어난 일이다. 수술기구를 전달해주는 스크럽 테크니션Scrub Technician은 외과 의사와 떼려야 뗄 수 없는 관계라서 서로 코드가 맞는 것이 아주 중요하다. 나의 스크럽 테크니션은 나와 아주 잘 맞았다. 그런데 한 번은 수술이 거의 끝날 무렵 농담도 하고 서로의 안부를 묻는 과정에서 내가 최근에 진단받은 제2형 당뇨에 대해 이야기하면서, 그 스크럽 테크니션한테 너는 혹시 당뇨가 없냐고 질문했다. 나는 이 질문이 문제가 될지 전혀 몰랐다. 스크럽 테크니션이 말하길, 본인이 몸무게가 많이 나가서 내가 그런 질문을 했다면서 자기를 부끄럽게 했다("Fat Shame")는 것이었다. 전혀 의도하지 않았던 반응이었다. 바로 미안하다고 사과를 해서 그런지 병원위원회에 보고하지는 않았지만, 그 이후에 나는 언행에 상당한 주의를 기울이게 되었다. 그리고 내가 무심코 한 발언이 의도하지 않았어도 상대방에게 큰 상처가 될 수 있고, 상처를 주었을 때는 내가 가해자가 된다는 점도 생각해보게 되었다.

인종차별과 유리천장•

미국에서 살 때 우려되는 점들에 관한 질문을 종종 받는데, 역시 압도적으로 '인종차별'에 대한 걱정이 많다. 안타까운 건 인종차별을 비롯해 여러 종류의 차별에 대한 질문을 진지한 고찰 없이 막연한 두려움에서 한다는 것으로, 이럴 때 어떻게 대답해줘야 할지 나로선 무척 난감하다.

우선 인종차별은 그 범위가 매우 넓다. 어떤 사람에게 고의로

• 박찬왕

인종적인 모욕을 가하는 경우부터 의도치 않게 특정 인종에게 공평하지 않은 대우를 하는 경우까지 매우 다양하며, 각각의 사례들도 주 타깃이 되는 인종이 다소 달라질 수 있다. 예를 들어 뉴욕의 길거리에서 중국계 미국인에게 중국으로 돌아가라고 모욕하거나, 어느 지역에 특정 인종이 많으니 그 지역은 위험 지역이라고 이야기하는 경우, 또 병원에서 일하는 특정 인종의 의사를 의사가 아닌 다른 직종으로 전제하고 어떤 말이나 행동을 하는 경우, 그리고 명문 대학에서 인종적 다양성을 유지하기 위해 의도적으로 점수의 가중치를 주는 경우까지, 이는 전부 인종차별적인 사례지만 개별 사례들의 문제점과 해결책은 서로 매우 다를 수 있다. 그러나 공통적인 점이 있다. 인종차별은 사람을 인종으로 구분하고 서로 다른 인종들에 선입견을 가지며, 이런 것들에 대한 이해의 부족에서 생겨난다는 것이다.

뉴스에는 매일 이런저런 인종차별 사건들이 나온다. 그렇다면 일상생활에서 흔히 접할 수 있는 인종차별은 무엇일까? 이는 거주하는 환경에 따라 차이가 크다. 예를 들어서 흔한 일은 아니지만 길거리에서 전혀 모르는 사람으로부터 받는 인종적 모욕은 개인 차원에서 딱히 예방할 방법이 없지만, 대중교통이 발달하지 않고 도보 활동을 많이 하지 않는 지역에 거주하는 사람들에게는 이 자체가 매우 접하기 힘든 경험이다. 직장 내 환경도 중요하다. 대학이나 의료계처럼 평균 교육수준이 높은 직장에서는 명백한 수준의 인종차별을 거의 접하지 않는다. 만약 제대로 된 직장에서 인종차별적인 일이 일어나면 가해자는 큰 처벌을 면하기 어렵다.

다만 유리천장으로 느껴지는 보이지 않는 부분이나 사회 구조적인 불평등은 직장 내 분위기로 해결하기 어려운 면이 있고, 이렇게 다소 모호한 개념의 인종차별적 상황들에 예민한 이들은 어떤 상황에서도 불편함을 느끼게 된다. 심지어 상대방은 전혀 그런 의도가 아니었다고 해도 인종차별적인 모멸감을 느낄 수 있다. 예를 들어서 직장 동료가 한국의 개고기 문화에 대한 질문이나 농담을 했을 때, 이것은 받아들이는 사람에 따라서 매우 인종차별적인 말로 다가올 수도 있고, 그저 어떤 문화의 특성에 대한 호기심 내지는 부적절한 농담 정도로 여겨질 수도 있다. 만약 개고기를 먹는 한국 문화가 열등하다는 묘사를 했다면 명백한 인종차별일 것이다. 하지만 그게 아니라 문화적 다양성을 전제하고 있는 말이라면 다소 애매해진다. 이처럼 인종차별은 매우 명백할 수도 있지만, 받아들이는 사람의 관점에 따라 매우 주관적일 수밖에 없는 영역도 있다.

유리천장에 대해서는 진지하게 고찰해볼 부분이 있다. 현재 미국뿐 아니라 세계적으로 직장 내 유리천장에 대한 가장 큰 화두는 아마도 인종보다는 양성평등 쪽이 아닐까 싶다. 하지만 인종적 선입견도 이 부분에서 자유롭다고 말하긴 어렵다. 많은 조직에서 특정 인종이 리더십에 더 오르기 쉽다는 생각은 통상적인 사실로 여겨진다. 다만 현실적인 조언을 한 가지 하자면 유리천장을 없애기 위한 노력은 틀림없이 필요하지만, 개인의 리더십

부재를 유리천장 탓으로만 돌리는 것도 이 보이지 않는 한계를 없애는 데 도움이 되지 않는다. 즉, 유리천장의 한계를 가진 인종으로서 리더십에 오르기까지 어쩌면 불평등할 정도로 타 인종보다 훨씬 엄격한 기준의 리더십을 요구받게 될 수는 있지만, 이것이 단지 인종 문제로만 귀결된다고 보기에는 조금 더 복잡한 구조를 가진다. 사실 적지 않은 한국인 이민자들이 평균 이상의 업무 능력과 보기 드문 직장 내 희생정신을 가지는 반면, 리더십에 대한 훈련은 매우 부족한 실정이다. 적어도 내가 한국에서 받았던 교육은 리더십을 양성하는 방향의 교육이 아니었고, 한국에서 나름대로 적지 않은 리더십 활동을 했으면서도 '무엇이 좋은 리더십인가?'에 대한 고민은 많이 부족했음을 깨닫는다. 따라서 유리천장이 없다고 말할 수는 없지만 그것이 전부라고 말할 수도 없는 상황들이 종종 있다. 안타깝게도 이는 매우 큰 문제임에도 개인이 해결하기가 매우 어렵다. 무조건 비난한다고만 해서 저절로 없어지는 것도 아니며 반감만 가져올 수도 있다. 그럼에도 불구하고 개인 차원에서 이를 극복하기 위해 할 수 있는 일이 있다면, 유리천장으로 인해 쉽게 좌절하고 포기하지 않는 의지가 필요하며 그것은 잘못된 선입견임을 모범적으로 보여주는 것이 가장 중요하다.

그렇다면 나는 실생활에서 인종차별을 느끼고 있을까? 나는 일상생활에서 차별이라고 느끼는 일들을 거의 겪고 있지 않다고 생각한다. 그럼에도 불구하고 누군가 단답형의 대답을 원한다면 인종차별은 '있다'고 말할 수밖에 없다. 왜냐하면 그것은 미국 사회에서 누구나 인정하는 가장 큰 사회적 문제 중 하나이기 때문이다. 내가 피부로 느끼지 못하는 이유는 내가 살고 있는 환경이 너무도 제한적이며 내가 그 대상이 되지 않았을 뿐이지 인종차별 자체가 없어서가 아니다. 그러나 나는 이런 대화를 하게 될 때면 종종 두 가지 질문을 거꾸로 던지기도 한다. 첫 번째 질문은 '과연 한국은 인종차별에서 자유로운 나라인가?'이다. 길거리에서 아무런 죄가 없는 사람한테 인종차별적인 모욕을 하는 일들이 한국에서는 일어나지 않고 있는가? 나는 현재 한국에서 살지 않으니 그 답을 알고 하는 질문은 아니다. 그러나 방송에서 특정 인종을 희화한 코미디언이 인종차별이라는 지적에 "그저 웃기려고 한 행동일 뿐 특정 인종을 비하할 의도는 없었다"는 반론이 가능하다는 사실 자체가 아직도 한국 사회에 인종차별에 대한 인식이 다소 부족하지 않나 하는 생각을 들게 한다. 미국도 역사적으로 그와 같은 행동이 가능했던 시기가 있었지만 지금은 그런 변명 자체가 가능하지 않다. 실제로 미국에서는 "예전에는 다른 사람들도 그랬고 인종차별의 의도가 있었던 것도 아니었다"는 식의 말을 했던 유명 방송인이 하차하는 일도 있었다. 따라서 미국의 인종차별에 대한 기사와 논란이 많은 이유는 인종차별이 있기도 하지만 인종차별에 대한 의식 수준도 높기 때문이다. 근대 시대에 여성의 권리가 현대 여성보다 더 나았기 때문에 성 평등에 대한 논의가 현대 사회보다 적었던 게 아니었던 것처럼 말이다.

아이러니하게도 내가 미국에서 관찰하는 크고 작은 인종차별의 사례들은 종종 한국인이 가해자다. 한국인들과 이야기하다 보면 어떤 지역을 위험하다고 묘사하면서 아무렇지도 않게 특정 인종이 그 지역에 많다는 말을 한다. 어떤 지역에 특정 인종이 많이 거주하는 것과 그 지역이 위험한 건 각각 개별적인 사실일 수 있는데, 두 가지를 묶어서 인종이 다른 현상의 원인이라는 식의 말을 하는 순간 이는 정도가 심한 인종차별이 된다. 개별적인 사실 두 가지가 복잡다단한 사회적 현상에 의해서, 즉 사회 경제적인 환경이나 교육 수준 등의 다차원적인 관계 또는 우연으로 인해서 어떤 경향성을 보일 수도 있겠다. 하지만 특정 인종이 다른 현상의 원인이라거나 그런 현상을 대표한다고 가정하는 순간 매우 큰 인종차별적인 관념을 갖게 되는 것이다. 많은 구세대 한국인들이 인종차별에 대해 의식이 깨어 있지 않은 환경에서 자라고 교육을 받았다. 그래서 인종차별의 대상이 될 때는 그것을 감정적으로 느끼지만, 정작 인종차별의 가해자가 되는 상황에서는 문제점을 인식하지 못하는 것이다. 그런 점에서 누군가 나에게 "미국에 이민을 가면 인종차별을 받게 되는가?"라고 질문하면 안타깝게도 내가 듣기에는 "한국인이 미국에 이민을 오면 인종차별의 가해자에서 피해자로 전환될 수 있는가?" 정도의 질문으로 해석되기도 한다.

내가 거꾸로 던지는 두 번째 질문은 '과연 한국은 다른 다양한 형태의 유리천장이 존재하지 않는가?'이다. 한 번은 내가 한국의 어떤 여선생님에게 미국에서 수련받고 일하면서 인종차별을 받지는 않았는지 물었다. 선생님은 나의 질문에 "그랬을지도 모르지만 분명한 사실은 한국에서 출신 학교나 여성이라서 받았던 차별의 수준에 비하면 미미해서 무시할 수 있는 정도였다"고 말했는데, 이는 다소 슬프지만 매우 공감되는 얘기다. 사회에 퍼져 있는 차별과 유리천장은 단지 인종 문제로 국한되지 않는다. 우리는 각자 속한 조직과 사회에서 매우 다양한 형태의 유리천장과 차별을 마주하고 있으며, 가장 심각한 상황은 그것이 유리천장이고 차별임을 인식하지도 못하는 것이다. 물론 미국 사회도 이상적인 사회와는 거리가 멀다. 아직도 많은 문제를 내포하고 있는 곳이지만, 적어도 내가 겪어본 두 사회를 단순 비교하자면 적어도 미국은 차별에 관한 인식이 더 널리 퍼져 있고 그에 대한 강력한 처벌이 존재한다는 점에서 조금은 더 앞서 있지 않나 하는 생각이 든다. 이에 관해 내가 미국에서 겪었던 또 다른 에피소드를 하나 소개해보겠다.

10년도 넘은 이야기다. 내가 인턴 시절에 당직을 마치고 다음 날 아침, 인수인계하고자 다른 병동을 찾아가서 그 팀을 만났을 때였다. 그때 내가 무심코 집어 들었던 재사용 가능한 쇼핑백은 꽃무늬가 들어간 다소 화려한 가방이었는데, 그 가방을 본 다른 팀 교수(나를 잘 모르는)가 나에게 가벼운 농담을 던졌다. "너 좀 남자다운 가방이 필요하겠는데?" 나는 원래 패션에 대해서 '남자나 여자는 어때야 한다'는 등의 생각을 딱히 좋아하지 않기도 했지만 그날 피곤하기도 해서 대충 "뭐, 어때. 내 취향대로 하는 거지"라는 식의 시큰둥한 반응을 보였다. 그러자 갑자기 그 교수의 얼굴이 급격히 창백해지면서 나에게 진지하게 사과하기 시작했다. 알고 보니 그 교수는 농담을 던진 직후 순간적으로 내가 다른 성 정체성을 가진 사람일 수 있겠다는 생각을 했고, 이런 부적절한 말로 인해 문제가 생겨 자신이 심하게는 해고까지 당할 수도 있는 상황에 처했다고 여겼던 것이다. 나는 교수에게 그런 게 아니라 그냥 아무 가방이나 들고나왔을 뿐이라며 설명해주어야 했다. 지금은 그저 재미있는 기억으로 남은 이 이야기는 직장 내 차별에 대한 최소한의 인식과 안전망이 어느 정도 작동하고 있음을 시사한다.

정도의 차이는 있어도 사람 사는 모든 곳에는 어느 정도의 차별과 유리천장이 존재한다고 생각한다. 그것은 마치 우리가 완벽하게 건강하지 않고 언제나 크고 작은 문제를 안고 살아가는 것과 같다. 따라서 사회 역시 그런 문제들을 인지하면서 개선할 부분은 개선하고 관리할 부분은 점차 관리하면서 살아가야 한다. 혈압을 정기적으로 측정해서 고혈압 진단을 받은 후 이를 관리하기 위해 지속적으로 고혈압약을 먹는 사람과, 혈압을 정기적으로 측정해본 적은 없지만 약을 먹고 있지 않으니 자신에겐 고혈압이 없다고 믿는 사람 중에 누가 더 건강할까? 나는 "미국에 이민을 가고 싶어도 인종차별 때문에 망설여진다"는 말을 솔직히 듣고 싶지 않다. 미국뿐만 아니라 한국을 벗어나서 사는 것에 진지하게 생각하는 사람이라면, 아니 한국에서 계속 살 사람이라도 한 번쯤은 "미국은 인종차별이 있는 곳인가?", "나는 인종차별을 받을 것인가?" 등의 일차원적 고민이 아닌, 조금 더 진지하게 '차별'이란 무엇이고 누군가를 차별하지도 차별받지도 않기 위해 우리가 어떤 노력을 해야 하는지 깊게 생각해봤으면 하는 바람이다. 기왕에 인종차별을 하지도 받지도 않았으면 좋겠다고 생각한다면 '한국인은 우수하다'는 잘못된 망상도 갖지 않았으면 한다. 일례로 한국인이 젓가락질을 해서 머리가 좋다고 말하는 이들도 있는데, 젓가락질을 평생 하면 그것을 잘하는 건 당연하다. 그것이 다른 능력을 간접적으로 대표하지도 않으며, 어떤 인종이나 민족도 다른 인종보다 더 우수하거나 열등하지 않다.

17장.

경계인과 외로움, 그리고 워라밸

박찬왕 | 전혜영

외로운 이민자?•

수십 년을 살았던 모국을 떠나 지구 반대편에 있는 나라에서 새로 시작하는 삶은 필연적으로 어느 정도의 외로움을 동반할 수밖에 없다. 너무 많아서 피곤을 느낄 정도의 모임이나 회식들로부터 해방되는 한편, 하루에 열두 번도 들을 수 있었던 "언제 밥 한번 먹자"는 이야기를 한 번도 듣지 못하는 처지가 되어버렸다. 외로움이라는 것이 처음에는 이런 직접적인 인간관계나 관심의 감소에서 오는 것 같다면, 시간이 지나다 보면 인간관계와는 다른

• 박찬왕

차원의 외로움이 느껴진다. 내가 서 있는 이곳이 낯설게 느껴지고 나의 삶 자체가 낯설게 느껴지면서 찾아오는 다소 본질적이고 원초적인 외로움이다. 외로움을 모두 부정할 수는 없지만, 나는 이럴 때 두 가지 질문이 필요하다고 생각한다. 우선 '외로우면 안 되는 것인가?'라는 질문을 스스로에게 해야 한다. 그리고 만약 외롭지 않고 싶다면 '외로움을 극복하기 위해서 무엇을 할 수 있는가?'라고 질문해야 한다.

다른 분야도 마찬가지겠지만 전문직으로 미국에서 자리를 잡기 위해서는 상당한 노력이 필요하다. 후반에는 다소 달라지더라도 초반에는 객관적으로 입증할 수 있는 자료들이 중요하고 다소 시간을 들여야 하는 것들도 많다. 이런 과정에서 외로움을 견딜 수 있는 능력은 상당한 도움이 된다. 어쩌면 단지 미국에서 자리를 잡기 위해서만이 아니라, 모든 전문 분야에서 일정 수준 이상의 업적을 보이기 위해선 필수적인 능력일 수도 있다. 사실 다른 나라 이민자들도 비슷하겠지만, 이민 생활로 인한 외로움 때문에 한국인들끼리 모여서 시간을 보내는 모습을 자주 볼 수 있다. 그런데 지극히 예외적인 경우를 제외하면 이런 모임이 의미 있고 생산적인 모임으로 발전하는 경우는 보기 힘들다. 원체 놀이 문화나 취미가 다양하게 발달하지 않은 문화권에서 온 사람들이라 그런지, 대부분 같이 밥 먹고 술을 마시며 다음 날이면 다 잊을 이야기를 나누면서 밤늦게까지 시간을 보내곤 한다. 이런 활동들이 단기적으로 외로움을 잊는 데 도움은 될 수 있겠지만, 결국 문화적으로 다른 출발점을 가진 사람들과 소통하는 법을 배우는 데에는 별 도움이 되지 않을뿐더러 시간을 효율적으로 쓰지 못하게 되는 결과를 가져올 수도 있다. 따라서 외로움을 너무 두려워하기보다 외로움을 이용하거나 심지어 즐길 수 있는 자세가 도움이 될 것이다.

미국에는 '개인 공간personal space' 또는 '개인 거리personal distance'라는 말이 있다. 일차적으로는 대화하거나 행동할 때 상대방에게 지나치게 다가가지 않고 적절한 거리나 공간을 유지하는 것을 뜻하지만, 상징적으로 보호해줘야 하는 상대방의 프라이버시 범위를 뜻하기도 한다. 돌이켜 생각해보면 내가 떠날 당시 한국에 이런 개념이 있었는지 잘 모르겠다. '오지랖'이라는 다소 부정적인 묘사도 한국에 있지만, 대체로 한국 사람들보다 미국 사람들이 상대방과 물리적·심리적인 거리를 더 가지는 편이다. 물론 미국 사람들이 남의 일에 관심이 적기 때문이기도 하지만, 그보다는 상대방의 허락 신호도 없이 지나치게 가깝게 다가가는 행위가 썩 긍정적으로 받아들여지지 않는 문화적 분위기에 이유가 있다. 직장이나 사소한 파티에서 만난 사람들도 친절하게 대해주긴 해도 본인의 노력이 없으면 딱히 가까워진다는 느낌을 받기 어려울 수 있다. 오히려 '누군가 제발 오지랖이 좀 넓었으면' 하는 소망마저 생길 수 있다.

대화에서도 비슷한 양상이 있다. 예를 들어 한국에서 레지던트를 새로 시작하고 처음 시니어와 만나면 호구 조사에 가까운 질문 공세에 시달릴지도 모른다. 하지만 미국에서 같은 상황에 놓이면 어디에서 왔냐, 그 동네는 어떠냐 등의 겉핥기 같은 질문은 받을지언정, 정작 나 자신에 대한 질문은 확연히 덜 받는다. 왜냐하면 그건 스스로가 원하는 만큼 알아서 공개해야 하는 것이기 때문이다. 가령 미국에서는 특별한 이유 없이 상대방에게 나이를 묻는 것은 예의 없는 행동이라고 생각하는 사람이 많다. 하지만 자신의 이야기를 하면서 스스로 나이를 밝히는 건 이상하게 받아들여지지 않는다. 이렇게 다른 문화 때문에 질문받는 대화에만 익숙한 한국인이 미국에서 대화에 참여하게 되면 종종 어색한 분위기가 연출된다. 상대가 던지는 아주 피상적인 질문(즉, 프라이버시를 침범하지 않는 질문)에 단답형으로 대답하고 그 질문에서 얻은 정보로 상대방이 잠시 이야기하면 나는 고개만 끄덕끄덕하다가 더는 서로 할 이야기가 없어지기 때문이다.

구체적으로 예를 들자면, 간혹 한국에 다녀온 경험이 있는 미국인과 이야기하게 될 때가 있다. 그 사람이 나에게 어디에서 왔냐고 질문하고 내가 한국에서 왔다고 대답하면 상대방도 자신이 한국에서 겪은 흥미로운 경험들을 열심히 이야기할 것이고 그렇게 대화가 이어지게 된다. 이때 상대방의 이야기는 공통의 화제를 찾아가는 과정이다. 결국 질문으로 시작하더라도 나중에는 자기 이야기나 공통의 화제와 관련된 대화를 나눠야 하므로 미국에서는 자기 이야기를 잘해야 대화를 쉽게 이어갈 수 있다. 한국에서는 소위 '자랑질' 또는 '깔때기'라고 여겨질 만한 수준의 대화도 문화적으로 정상의 범주 안에서 받아들여질 가능성이 있지만, 반면 미국에서는 상대방의 자랑을 삼십분씩 들어줄 사람이 별로 없다. 그럼에도 불구하고 재미도 없고 지나치게 진지한 대화보다는 차라리 다른 사람의 재미있는 자랑을 듣는 게 더 나을 수도 있다. 따라서 미국에서 다른 사람들과 대화를 잘 이어나가기 위해서는 수동적이고 학자적으로 대답하는 자세를 벗어나, 적극적으로 나의 이야기를 하거나 상대방이 관심 있어 할 만한 소재로 대화를 이어나가야 하며, 특히 재미있게 이야기할 줄 아는 능력이 도움이 된다.

미국 의사에게 워라밸은 가능한가?•

결론부터 말하자면 가능하다. 미국이 한국과 가장 다른 특징은 큰 나라인 만큼 경우의 수가 훨씬 다양하다는 점에 있다. 게다가 한국과 달리 미국 의사는 여러 병원에서 일할 수 있어서 본인이 원하는 작업 형태를 구축할 수 있다. 물론 말처럼 쉽지만은 않지만 말이다.

객관적인 통계들로 살펴보고 싶다면 세계적인 의료정보 사이트인 메드스케이프Medscape를 추천한다. 매년 의사들을 대상으로

• 전혜영

설문 조사를 하고 그 결과를 발표한다. 월급, 지역, 전공에 따라 다양한 설문 조사를 실시하니 관심 있는 주제에 관해 찾아보면 미국 의사들이 어떻게 살고 있는지, 어떤 생각을 하고 있는지 등을 비교적 객관적인 정보로 얻을 수 있다.

직업 형태는 고용, 솔로프랙티스, 그룹프랙티스 등이 있지만, 가장 많은 이들이 속하게 될 고용되어 일하는 경우를 살펴보자. 풀타임은 주 35~40시간이 기준이며, 파트타임은 그보다 적은 시간을 일하지만 베네핏(한국의 4대 보험과 비슷한 개념으로 미국은 고용되어 있지 않으면 의료보험을 얻기가 힘들어 의료보험을 위해서 일하는 사람도 있을 정도다)을 받기 위해서는 보통 풀타임의 80% 정도는 일해야 한다. 그리고 페르디엠per diem이라고 부르는 간헐적으로 필요할 때만 일하는 형태도 있다. 내가 일하는 응급의학과는 시프트 형태로 운영되기 때문에 고용되어 일하는 많은 의사들이 이 3가지 형태를 섞어서 일한다.

나는 현재 응급의학과 레지던트가 있는 아카데믹 센터에서 초음파 디렉터이자 코어 패컬티Core Faculty로 일하고 있다. 코어 패컬티는 풀타임 어텐딩 중에서 의대생과 레지던트 교육에 중점적으로 참여하는 어텐딩을 말하며 교수직 임용을 겸한다. 레지던트 교육에 집중할 수 있도록 ACGME에 의해 주 28시간 이상의 임상 시간을 일할 수 없도록 정해져 있다. 그래서 일주일에 28시간 일하고 나머지 7시간은 레지던트들에게 초음파 교육을 한다. 응급의학과 시프트는 병원마다 다양하지만 주로 8시간, 10시간, 12시간 등의 간격으로 이뤄진다. 일주일에 3~4일 정도 일하면 나머지 시간에는 개인적으로 원하는 활동을 할 수 있다. 나는 여행이나 취미 생활을 하는 데 이 시간을 사용한다. 아카데믹 센터가 아니더라도 개인의 특기에 따라 'protected time'을 협상해서 임상 시간 외에 병원과 관련된 비임상 업무(위원회, 품질관리, 환자안전 등)를 맡아서 하면 스케줄에 좀 더 융통성이 생길 수 있다.

레지던트는 어텐딩만큼 본인의 스케줄을 컨트롤하기 쉽지 않지만 한국 레지던트보다는 개인 시간이 많은 편이다. 앞서 설명한 ACGME의 업무 시간 규칙에 따라 레지던트들도 개인 시간이 보장되기 때문에 다양한 취미 활동을 한다. 내가 일하는 병원에는 특기인 바이올린으로 뉴욕 시내 곳곳에서 버스킹을 하면서 유튜버 활동을 하는 레지던트도 있다.

다시 한번 정리해보자면 미국 의사의 워라밸은 가능하다. 그렇기 때문에 본인이 원하는 것이 무엇인지를 아는 것을 바탕으로 그것을 얻기 위한 실력을 쌓고 추진해나가는 것이 가장 중요하다.

18장.

그때 그랬더라면 어땠을까?

박찬왕

닥터 나카타 그리고 스승의 날

닥터 나카타는 베테랑 프로그램 디렉터로, 내가 수련받은 프로그램에서 십 년 넘게 일하면서 레지던트들과 함께 프로그램을 관리했다. 동아시아의 어느 동네 아저씨 같은 평범하고 친근한 인상을 가진 그는 일본인 3세인데, 금방이라도 일본말을 할 것 같지만 일본말은 전혀 모르고 심지어 일본에 한 번도 가본 적 없는 평범한 미국인이다. 솔직하고 꾸밈없는 성격과 다소 직설적인 화법 때문에 호불호가 갈리지만, 그가 프로그램과 레지던트들에게 좋은 의도를 가진 사람이라는 사실을 의심하는 이는 없었다. 닥터 나카타는 외국에서 온 지원자도 능력만 있으면 기회를 줘야 한다는 신념을 가진 사람이었고, 덕분에 점수가 아주 좋고 영어가 원어민 수준이었던 한국에서 온 내 아내를 무척 맘에 들어 했다. 인터뷰 이후 아내 한 명만 초대해서 다른 어텐딩 한 명과 저녁 식사를 따로 하며 매우 공을 들여 선발했다. 이후에도 아내와 내가 미국에 정착하는 데 큰 도움을 주었고 여러 가지 일을 같이했다. 학교를 떠난 지금도 나에게는 옛 스승이면서 동시에 절친한 친구로 잘 지내고 있다.

아내가 레지던트 1년 차를 마칠 무렵, 둘째를 가진 우리는 두 아이를 키우기 위해 미국에 작은 집을 하나 사기로 결심했다. 워낙 물가가 싼 지역이고 미국은 목돈 없이도 집을 살 수 있는 모기지론 제도가 발달한 나라여서 레지던트 월급만으로도 평범한 집을 살 수 있었다. 닥터 나카타가 자신의 오랜 친구인 리얼터(부동산 중개업자) 조 아저씨를 소개해줬고, 우리는 그의 도움으로 작은 보금자리를 마련했다. 우리가 입주하기 전, 닥터 나카타는 조 아저씨에게 부탁해서 우리 집을 살펴본 후 집을 관리하는 데 필요한 공구세트를 선물로 놓고 갔다. 얼마 전에 내가 자신의 컴퓨터를 고쳐준 것에 대한 보답을 하고 싶었는데 이렇게 기회가 생겨서 좋다는 말과 함께. 물론 외국에서 온 점이나 여러 가지 사정으로 닥터 나카타가 우리 부부를 조금 더 세심하게 챙겨주는 건 분명했지만, 디렉터가 레지던트의 개인적인 생활에서도 이렇게 저렇게 신경을 써준다는 것이 신기하고 감사했다.

얼마 지나지 않아서 나는 며칠 후가 닥터 나카타의 생일임을 우연히 알게 되었다. 그래서 한국 돈으로 3만 원 정도 하는 작은 액자를 하나 사서 선물했는데 의외로 닥터 나카타가 매우 곤란해 하면서 어쩔 줄 몰라 하는 것이었다. 그래서 내가 "당신은 나한테 선물을 줬는데 왜 나는 선물을 하면 안 되는 건가요?" 하고 물었다. 그가 답하길, 상관인 자신이 나한테 선물을 주는 것은 괜찮지만 나한테 선물을 받는 건 생각하기에 따라서는 '뇌물'처럼 보일 수 있다는 것이었다. 또 그런 문제가 아니라도 돈을 많이 버는 자신이 항상 부족한 레지던트한테 작은 선물이라도 받는 것이 인간적으로 좋은 느낌은 아니며, 자신이 나한테 항상 밥을 사주는 것은 괜찮지만 반대로 내가 자신한테 접대할 수는 없는 것이라는 말을 했다. 만약 지금의 나에게 비슷한 일이 일어난다면 나도 닥터 나카타와 같은 생각을 하고 이야기하겠지만 당시의 나는 이런 상황이 아주 특이하다고 생각했다.

레지던트로 일하기 전, 과에서 전산 관련된 일을 도와주고 있을 때였다. 그날은 아내와 스케줄이 비슷해서 한 차를 타고 같이 출근했는데, 하필이면 그날 어린이집에서 아이가 아프니 어서 데려가라는 연락이 왔다. 나는 아직 레지던트가 아니었고 시간적으로 중요한 일을 하는 것도 아니어서 내가 데려가면 그만이었지만, 문제는 내가 차를 끌고 아이를 데려가면 나중에 내가 다시 아픈 아이와 함께 아내를 데리러 병원에 와야 한다는 점이었다. 그래서 아내에게 일이 끝날 때쯤 연락하라고 했는데 나중에 아내가 전화해서는 닥터 나카타가 집에 데려다주기로 했다고 알렸다. 우리의 사정을 들은 닥터 나카타가 자신의 퇴근 시간이 지나고도 아내의 일이 끝날 때까지 한 시간 정도를 기다렸다가 자신의 집보다 15분 더 멀리 떨어져 있는 우리 집에 아내를 데려다주고 퇴근했다. 나는 창문으로 이 모습을 지켜보며 많은 생각을 했다.

미국에 오기 전에 자주 들은 이야기가 있다. 미국인들은 겉으로는 친절해도 매우 개인주의적이며, 결정적인 순간에 이기적으로 행동하거나 뒤통수친다는 말들이었다. 나는 다른 사람들이 미국에서 어떤 경험을 했는지, 어떤 경험으로 이런 고정관념들이 자리 잡게 되었는지 잘 모른다. 하지만 적어도 닥터 나카타를 포함한 내 주변 사람들은 겉으로도 친절하지만 속 깊은 곳까지 항상 '사람'이 제일 중요하다고 생각하고 살아가는 이들이었으며, 진심으로 서로를 위하고 같이 기뻐하고 슬퍼하는 일에 주저하지 않는 사람들이었다. 나와 내 가족을 자신들과 다르게 생각하지 않고 나뿐만 아니라 아이들이 어떻게 지내는지, 모두 건강한지 등 내 가족의 안부를 항상 묻는다. 이런 대화가 비록 형식적일지라도 계속되면 그것이 진심처럼 느껴지거나 진심이 되기도 한다. 물론 한국에도 좋은 선생님들이 없는 건 아니다. 하지만 내가 한국을 떠나기 전에는 김영란법이 없었고, 스승의 날처럼 묘하게 공경을 넘어선 보답을 습관처럼 하던 문화에서 온 나에게는 오히려 아낌없이 주는 나무와도 같은 선생님을 미국에서 만난 경험이 여러 가지 생각할 거리를 만들어주었다.

덜어놓고 내려놓는 인생

오늘은 목요일 오전 10시. 나는 아무런 할 일이 없다. 창문 바깥으로는 아름다운 오전 풍경이 펼쳐져 있고 시간은 마치 정지된 듯하다. 가끔 바람에 흔들리는 나무와 이 나무에서 저 나무로 날아다니는 새들 덕분에 이것이 정지화면이 아님을 알 수 있을 정도다. 저 새들은 먹이를 찾기 위해서 분주한 것일까? 아니면 그저 여유로운 시간을 보내는 와중에 간혹 먹이를 발견하면 그것을 먹을 뿐일까? 나로서는 알 길이 없지만 우리 집 처마 밑에 둥지를 튼 새들이기에 한집에 사는 식구 같은 새들이 행복하게 살고 있기를 희망한다.

학생 때 국영수 중에 영어가 가장 자신 없었다. 나름 영어과외도 받아봤고 중학교 때는 잠시 영어를 잘한다는 착각을 했던 적 있었지만 영어는 항상 어려웠다. 특히 내가 받은 영어교육에는 원어민 교사를 통한 회화 수업이 없었기 때문에 나는 듣기 평가가 제일 어려웠다. 그런 내가 바늘 가는 데 실 간다는 신념으로 살다 보니 대책 없이 미국까지 와서 살게 되었다. 나에게 영어는 여전히 어렵고 한 번도 영어를 듣고 이해하기가 쉬웠던 적이 없었다. 심지어 나는 간혹 내 귀에 이상이 있거나 두뇌에서 다른 사람의 말을 듣고 이해하는 부분에 조금 결함이 있는 게 아닐까 하는 생각을 한다. 가끔은 한국말도 알아듣기 어려우니 말이다. 이런 입증되지 않은 장애 덕분에 나의 미국 적응은 결코 순조롭지 않았다. 미국 적응이 후반으로 가면 정치나 법을 다루지 않는 이들에게는 사실 영어의 기술적 측면은 핵심이 아니게 될 수도 있지만, 적어도 초기 과정에서 영어는 반드시 넘어야 할 산이다.

고등학교 때부터 대학을 졸업하고 미국으로 올 때까지 나는 음악을 무척 사랑하는 사람이었다. 특정 장르의 음악에 대해서는 마니아 수준이었고 음악을 옆에 끼고 살았다. 운전할 때도 당연히 음악을 즐겨 들었으며 음악이 없는 삶은 상상하기 힘들었다. 그러나 미국에 오면서 이런 습관도 변할 수밖에 없었다. 살아남기 위해서는 음악이 아니라 영어를 들어야 했던 것이다. 운전하는 적지 않은 시간 동안 나는 음악이 아닌 토크 라디오를 들었고 (비록 내가 그 내용을 이해할 수 없더라도), 집에서도 자기 전에 한두 시간씩 팟캐스트를 들으며 잠이 들었다. 간혹 음악이 너무 듣고 싶을 때 잠깐 듣게 되어도 십 분 정도 지나면 정신이 바짝 들었다. 내가 이렇게 여유를 부릴 시간이 있는가? 결국 또 영어를 들었다. 그렇게 십 년을 살아남아야 한다는 무게 속에 살아왔더니, 이제 음악은 나에게 잃어버린 취미가 되었다. 영어는 여전히 나의 약점이지만 더는 그런 무게를 느낄 필요가 없게 되었는데도 나는 음악을 듣는 방법 자체를 잃어버린 것 같다.

앞에서도 밝힌 것처럼 나는 속도를 줄이는 방법을 고민하고 있다. 어떤 사람이 은퇴 이후에도 젊었을 때처럼 무언가에 몰두하고 끊임없는 도전을 한다는 이야기를 접하면 예전에는 존경하는 마음이 우러나고 나도 저런 인생을 살고 싶다고 생각했다. 그런데 언젠가부터 그런 인생이 조금은 측은하게 느껴진다. 나이를 먹고 아이들이 커가는 모습을 지켜보며 이런 생각이 들었다. 열심히 일하는 것보다 더 큰 노력이 필요한 일이 있는데, 바로 일하지 않고 인생을 즐기는 것이 아닐까 하는 생각이다. 인생의 후반부로 갈수록 나도 이런 노력과 준비 없이 은퇴를 맞이했다가, 일하지 않고도 인생을 즐길 수 있는 방법을 알지 못해서 결국 일만 하다 가는 인생을 살게 되는 건 아닐까 하는 두려움이 생기기 시작했다.

왜 우리는 아무것도 하지 않고 시간을 즐기는 것이 낭비이며 잘못이라는 생각을 강요받게 되었을까. 끊임없이 발전해야 하고 부지런히 살아야 한다는 강박관념은 산업화를 거치며 자본이 인간의 노동력을 최대한 짜내기 위해 세운 전략의 결과물이 아닐까 하는 이상한 생각도 해본다. 그러던 어느 날, 재미있는 제목의 책을 발견했다. 제목이 무려 《하마터면 열심히 살 뻔했다》(웅진지식하우스)였다. 제목만으로 나에게 많은 교훈을 준 책은 처음이었다. 가장 좋아했던 음악 감상이라는 취미를 잃을 정도로 나는 그동안 열심히 살았고 더는 그렇게 살 필요가 없음에도 불구하고 이 습관을 끊어내는 것이 매우 어렵다. 열심히 살지 않기 위한 노력과 연습이 필요하다는 걸 배우고 있는 중이다.

나는 오늘도 이 연습에 실패했다. 아무것도 하지 않아도 되는 오전. 바깥의 세계는 심지어 시간이 정지된 것 같은 느낌마저 주는 이때 나는 이 원고를 열심히 쓰고 있다. 조금만 쓰고 커피라도 한 잔 마시며 아무 생각도 하지 말아야겠다고 다짐하지만 두 시간째 원고를 쓰면서 일어나지 못하고 있다. 그만큼 아무것도 하지 않는 건 어려운 일이다. 일찍 일어나는 새가 벌레를 잡는다는 속담은 누군가가 만들어낸 사실에 근거하지 않은 가짜 격언이 아닌가? 벌레를 많이 먹어봤자 비만만 생겨서 조생이 힘들어지지는 않을까? 혹시 새들에게도 이런 유행어가 있는 건 아닐까?

'하마터면 일찍 일어날 뻔했다.'

부모로서의 미국 생활

육아와 아이들의 미래 때문에 미국에, 또는 외국에 나가고 싶다는 분들을 어렵지 않게 만날 수 있다. 나는 아이들 때문에 나왔다고 하기에는 비교적 빠른 시기에 미국으로 왔다. 그래서 나의 도미 목적이 정확히 '자녀의 교육과 미래' 때문이라고 말하기는 어렵지만 부모로서 매우 공감이 된다. 만에 하나 한국에서 비슷한 수익과 근무 조건을 맞춰준다 하더라도 그런 이유로 선뜻 한국에 돌아가겠다고 결정하기는 어려울 것 같다. 미국에서 살면서 여러 나라에서 온 사람들과 이야기해본 결과 한 가지 재미있는 사실을 발견할 수 있었는데, 적어도 내 주변으로 한정 지어서 관찰하니 유난히 한국 부모들에게 자녀가 미국에 체류하는 강력한 동기가 된다. 예를 들어서 한국 못지않은 입시 경쟁과 학벌주의가 만연한 일본이나 중국에서 온 사람들과 이야기를 해도 자국 내의 문제점에 대해서는 인식이 비슷하지만, 그것을 해결하기 위해 외국 이민까지 고려하는 정도에는 큰 차이가 있다. 순전히 내 생각이지만 한국인들은 이민 생활에 대한 두려움과 심리적 장벽이 훨씬 낮아서 다들 한 번씩 이런 가능성을 가늠해보고 그중 상당수가 실천에 옮기는 것이 아닐까 한다.

나는 도전적인 자세가 매우 중요하다고 생각하며, 이런 점이 궁극적으로는 국제사회의 일원으로 살아가는 데 큰 자산이 될 거라고 여긴다. 하지만 한편으로는 다소 지나치게 도전적인 자세와 낮은 심리적 장벽으로 인해서 생기는 비현실적인 판단의 결과를 볼 때도 있다. 한국에서 살 때 누군가 "때려치우고 시골 가서 농사나 지으며 살겠다"고 이야기하면 나는 왜 시골 생활과 농사는 아무나 할 수 있다고 생각하는지 내심 궁금했는데, 도미 후에도 가끔 한국 의료인의 현실을 개탄하는 글에서 "이럴 거면 미국으로 가버리겠다"는 결론을 보면 이민에 대한 심리적 장벽이 지나치게 낮은 건 아닌가 하는 걱정스러운 생각이 든다. 분명 한국에서 미국으로 오면서 기존의 불합리함이나 유리천장을 없앨 수도 있겠지만 어쩌면 다른 종류의, 때로는 더 강력한 유리천장을 마주하게 될 수도 있다. 원래 미국 사람이었는데 한국에서 의학 교육만 받은 정도의 상황이 아니라면, 같은 수준의 서바이벌을 한다고 가정했을 때 이민과 함께 의학 교육을 진행하기 위해서는 산술적으로 계산하기 어려울 정도의 노력과 어려움을 각오해야만 한다.

육아와 자녀교육에서도 비슷한 고민이 필요하다. 많은 부모들이 미국은 데이케어 시스템이 잘 마련돼 있어서 아이를 맡길 곳을 찾기 쉬우며, 세계적인 명문 대학이 많고 영어를 배울 수 있어서 자녀의 커리어에도 도움이 될 거라고 생각한다. 그런데 미국에서는 아이가 데이케어나 학교에 있을 때 아프면 다음 날까지 학교를 갈 수 없다. 급할 때 부탁할 수 있는 부모 및 친척은 지구 반대편에 계시고 한국에서 비교적 경제적 부담이 크지 않게 구할 수 있었던 육아 도우미는 레지던트 월급 정도를 다 털어줘야 간신히 구할 수 있다. 영어는 공용어이기 때문에 모든 사람이 영어를 해서 너무 늦게 오면 한국인이 보기에는 네이티브여도 미국에서는 꼭 그렇지 않으며, 오히려 언어가 약점이 되는 상황이 될 수도 있다. 미국에 있는 세계적인 명문 대학에 진학하려면 한국 못지않은 입시 준비를, 그것도 훨씬 더 종합적으로 해야 한다. 무엇보다 힘든 점은 부모가 미국에서 학교를 다니거나 학창 시절을 보내지 않았기 때문에 미국 학교 시스템에 대한 이해가 전무하여 어디서부터 자녀교육을 시작해야 할지 감도 오지 않을 수 있다는 점이다.

무엇보다 아이를 한 사람의 성인으로 만들어내는 데 학교 교육 시스템이나 학업적 성취 여부는 그 일부일 뿐이다. 한 아이를 키우려면 온 마을이 필요하다는 말이 있다. 한국에서뿐만 아니라 미국에서도 아이를 키우기 위해서는 주변으로부터 많은 도움과 조언이 필요하다. 이것은 단지 급할 때 아이를 봐주는 정도의 도움으로 한정되는 것이 아니라, 아이를 어떤 문화 속에서 온전한 성인으로 키워내려면 그만큼 많은 자원이 필요하다는 뜻이기도 하다. 그런데 적지 않은 한인 가정이 갖고 있는 한계는 부모들 자신부터 그 지역에 대해서 잘 파악하지 못한다는 데 있다. 그러다 보면 상상했던 육아와는 달리 한국에 있는 부모님을 모셔 와서 아이를 보게 하고 주변의 한국 사람들로부터 한정된 조언을 받게 되어, 결국 한국에서 하는 것과 비슷한 육아를 단지 장소만 옮겨서 하는 결과가 되기 쉽다.

이처럼 미국에서 자녀를 키우고 교육시키는 것도 쉽지 않은 일이지만, 그럼에도 불구하고 나는 어떤 이유로 한국으로 돌아가는 선택을 망설이고 있을까? 우선 나는 나와 아내의 부모님께 육아 부담을 드리고 싶지 않다. 맞벌이 부부로서 육아를 하는 건 서로 다른 이유로 둘 다에게 쉽지 않은 일이지만, 나에게는 노년의 부모님 삶을 내 아이의 육아로 점유하는 일은 빚을 내서라도 막고 싶다는 것이 큰 이유 중 하나다. 맞벌이 의사로 미국에 살면서 상당히 큰 경제적 부담을 감수하고 육아를 하고 있지만, 적어도 우리의 힘으로 지난 세월 동안 그리고 앞으로도 아이들을 키워내고 부모님의 노년을 힘들게 하지 않았다고 말할 자신은 있다. 부모님과 손자 손녀가 보낼 수 있는 시간은 더 의미 있는 동반 여행이나 방문 등으로 만들어가려고 노력한다.

또 한 가지, 내가 미국에서 자녀를 키우고 싶은 이유는 나의 교육관 때문이다. 나는 학업 면에서 성공적인 교육보다는 행복한 인생을 위한 교육을 자녀들에게 제공하고 싶다. 지난 세월 동안 주변을 관찰하면서 행복하게 사는 것에도 노력과 연습이 필요하다는 사실을 알게 되었다. 많은 부모가 아이들에게 참고 열심히 노력해서 나중에 좋은 학교와 좋은 직장을 가지면 행복해질 거라고 말하지만, 이것은 이전 세대의 경험으로만 미래를 판단하는 다소 근거가 부족한 판단일뿐더러 좋은 학교와 높은 수익이 있다고 행복한 삶이 보장되지 않는다는 건 우리 모두가 이미 알고 있는 사실이다. 나는 외부로부터 동기가 주입되기보다 근본적인 본연의 능력을 아이 스스로 발휘하는 것이 중요하다고 생각한다. 또한 부모는 그에 부합하지 않은 삶을 살면서 자녀에게만 강요하는 일방적인 지침보다, 학교와 학과 생활 이외의 부분에서 부모로서 가족과 행복하게 시간을 보내는 방법을 모범으로 보일 필요가 있다고 생각한다. 자녀교육에서 나의 역할은 멘토가 되어 아이 스스로 하고 싶고 할 수 있는 일을 하면서 행복하게 살아갈 방법을 가르치는 것이지, 내가 열심히 아이를 밀어 올려서 내가 행복이라고 생각하는 직업을 만들어주는 일이 아니라고 본다. 따라서 내가 미국에서 아이를 키우는 것이 좋다고 생각하는 이유는 '명문대를 갈 수 있어서'가 아니라 '명문대를 가지 않아도 괜찮기 때문'이라고 상징적으로 표현할 수 있다.

맹모가 맹자를 위해서 세 번 이사했다는 이야기처럼, 동서고금을 막론하고 자녀에게 더 나은 환경을 제공하기 위한 이동은 그것이 해외 이주라 할지라도 부모가 충분히 고민해볼 수 있는 선택 중에 하나다. 하지만 분명한 건 생활의 많은 부분이 그러하듯, 미국에 온다고 해서 갑작스럽게 지옥에서 천국으로 옮겨갈 거라고 기대하면 큰 오산이다. 아이들을 키우면서 누가 더 힘들고 덜 힘들다는 이야기를 한다는 자체가 사실 난센스일 정도로 육아는 모든 부모에게 끊임없는 크고 작은 노동, 소비, 그리고 고민의 집약체다. 어디에 가서 걷는다고 해도 업고 있는 아이의 무게가 달라지지 않는다. 그리고 솔직히 말하면 내가 지금 아이와 함께 걷고 있는 이 길의 끝에 무엇이 있는지 나도 모른다. 단지 내가 할 수 있는 건 아이와 손을 잡고 길을 걷는 동안 보여지는 것들이 내가 보여주고 싶은 풍경인지를 고민하는 것이다. 나는 내 아이들이 주변의 아이들보다 학습 능력이 좋은지, 다른 여러 가지 영역에서 더 많은 성취를 이루어냈는지, 그리고 앞으로도 그럴 것인지에 대해서도 잘 모르겠다. 나의 목적이 그것이 아닐뿐더러, 겸손하게 생각하면 아마도 그렇지 않을 것이다. 그러나 한 가지 자신 있는 건 내 아이들은 그들 중에서 가장 행복한 삶을 사는 편에 속할 것이고, 유년 시절에 나와 함께 보낸 행복했던 기억과 추억들이 남는다면 그들은 세상 어디에서 무엇을 하더라도 내가 그랬던 것처럼 행복을 위해 조금 더 노력하며 살게 되지 않을까, 하고 상상해본다.

실패로부터 일어나기

내가 지금 누리고 있는 행운과 축복을 바깥에서 보면 항상 성공적으로 어렵지 않은 과정을 거쳐서 쉽게 온 것 같겠지만 사실은 그렇지 않은 부분도 많았다. 물론 많은 분들의 도움과 분에 넘치는 행운 덕분에 상대적으로 쉽게 왔음을 부정하지는 않겠지만, 나의 부족함으로 인해 힘들었던 고비도 없지 않았다. 목적과 꿈은 사람에 따라 다르지만, 어떤 이들은 길고 험난한 과정 중에 쓰러지지 않고 살아남는 것 자체가 목적일 수도 있다. 마라톤을 뛰면서 금메달을 목에 거는 것이 목표인 선수들도 있겠지만, 많은 선수들은 무사히 결승점에 도달하는 것 자체가 목적일 수 있고 그 목적이 금메달에 비해서 숭고하지 않다고 말할 수 없다. 이처럼 과정 자체가 마라톤보다 훨씬 길고 험난한 한 사람의 삶의 일부이기 때문에 무사히 살아남는 것 자체가 중요한 목적이 될 수 있다. 이런 관점에서 돌이켜보면 이 과정을 통해 목적에 이르기까지 매우 중요한 능력 중 하나가 성공을 위한 능력보다 '실패의 수렁에서 빠져나오는 것'이 아닐까 생각한다.

미국에 와서 살면서 누구나 수많은 크고 작은 어려운 나날을 겪어왔겠지만, 나의 첫 번째 고비는 인턴 첫 달이었다. 첫 번째 로테이션은 메소디스트 병원 응급실이었다. 내과 인턴 스케줄을 짜는 치프 레지던트가 내가 마취과 인턴이라는 사실 때문에 당연히 모교(인디애나대학교) 출신인 걸로 착각하고 배치한 덕분에 이곳에 가게 되었다. 당시에는 서너 자리밖에 없던 마취과 인턴은 거의 모교 출신으로 채워졌고 첫 달에는 4학년 때 그곳에서 로테이션을 돌아서 익숙한 모교 출신을 배치하는 것이 수월하다는 이유에서였다. 물론 나의 근무는 쉽지 않았다. 의사소통이 가장 큰 걸림

돌이었고 미국 의대생은 당연히 하는 술기 중 하나인 골반검사Pelvic Exam를 해본 적이 없다는 사실도 난감했다. 그래도 나는 배우는 것이 많다며 2주간 열심히 환자를 보면서 한 걸음씩 나아가고 있다는 즐거운 착각에 빠져 있을 때 닥터 나카타의 전화를 받았다. 닥터 나카타가 응급의학과에서 전해 듣기를, 내가 응급실에서 근무할 준비가 되지 않은 상태인데 이곳 응급실은 외국에서 기본 교육을 부족하게 받고 온 사람을 다시 가르칠 정도로 여유가 있지 않다며 난색을 표했다고 한다. 사실 이럴 때 잘못하면 더는 수련을 받지 못하게 될 수도 있다. 하지만 나와 내 아내를 아꼈던 닥터 나카타는 시간이 얼마가 걸려도 좋으니까 어떻게든 나를 교육시켜서 올려 보내달라고 내과에 부탁했고 내과에서는 나를 가르치려는 작전을 세우기 시작했다.

우선 나를 첫 달부터 응급실로 보낸 것 자체가 자신들의 실수였다며 매우 미안해했고, 내가 미국의 의료 시스템에 적응하는 것을 도와주기 위해서 두 달간 4학년 학생처럼 레지던트를 일대일로 따라다니며 상대적으로 급하게 돌아가지 않는 병동 일부터 시작하도록 조정해주었다. 젊은 혈액종양내과 닥터 A와 내과 원로 중의 원로였던 닥터 D는 이후 두 달 동안 내 담당을 자원하여 특별히 나를 지도해주셨고, 그 과정에서 만난 레지던트들은 나를 가르쳐주면서도 절대로 내 자존심이 다칠 만한 상황에 처하지 않도록 신경 써주었다. 닥터 A는 응급의학과에서 너무 빠르게 결정을 내리면서 내 장점을 미처 알아보지 못했던 것이 안타깝다는 위로의 말씀을 해주셨고, 역시 원로 의사였던 닥터 D는 그동안 많은 의사들을 보아왔는데 외국에서 온 의사들은 원래 처음에는 힘든 것이 당연하다며, 길게 보면서 꾸준히 노력하면 좋은 결과가 있을 거라며 용기를 북돋아 주셨다. 나는 이런 식으로 병원에서 근무라기보다는 4학년 학생처럼 교육을 받았고 집에 오면 매일 두 시간씩 책을 읽으며 부족한 임상 지식을 보충했다. 이렇게 두 달을 보내고 나니 여전히 나는 평균 이하의 인턴이었지만 50명 중 단독으로 '요주의 인턴'인 최악의 상태는 벗어났고 간신히 실패하지 않을 정도의 수준으로 몇 개월간 힘든 인턴 생활을 이어갔다. 인턴을 거의 마칠 때가 되자 여전히 좋은 쪽으로는 눈에 띄지 못하지만, 그럭저럭 부족한 표시도 덜 나는 상태로 인턴을 마칠 수 있었던 것 같다.

세상의 역사는 물론 개인의 역사에서도 '만약'은 큰 의미가 없지만, 가끔은 내가 이렇게 행동했으면 어땠을까 하는 생각도 든다. 가령 인턴 첫 달에 응급실의 다른 외부 인턴들처럼 대충 시간이나 때우면서 열심히 환자를 보지 않았다면 내 무능함도 덜 표시가 나지 않았을까? 내가 골반검사를 해봤다고 거짓말했다면, 그리고 대충 흉내를 냈다면 어쩌면 숨어서 한 달을 버틸 수도 있지 않았을까? 그런데 이런 이야기도 있었다. 응급의학과에서 나를 어떻게 할지 논의할 때, 일부 어텐딩들은 나의 태도에 매우 높은 점수를 줬다고 한다. 내가 다른 외부 인턴들과는 달리 아주 열심히 환자를 보고 매우 적극적으로 배우려 했던 자세를 높이 산다는 평가가 있었다고 닥터 나카타가 이야기해주었다. 닥터 나카타는 또한 그 당시에 내가 객관적인 상황을 부정하지 않고 매우 담담히 받아들이면서 문제 해결을 위한 노력에 집중을 했던 부분에 대해서 높이 평가한다는 이야기도 해주었다. 상황을 넘어가기 위해서 거짓말하기보다는 진실을 이야기하고 정면 돌파하기를 선호하는 나의 성격으로 인해 그 당시에는 힘들었지만 길게 보면 가장 큰 도움이 되었던 것이 아닌가 싶다.

두 달간 4학년 학생처럼 애매한 위치에서 근무하는 나의 모습에 다른 동기 인턴들이 궁금해하는 일도 있었다. 그럴 때 나는 주저하지 않고 내 상황을 설명했다. 물론 이런 이야기를 하면서 자존심이 전혀 상하지 않았다고 하면 거짓말이다. 그러나 나는 자존심 같은 것을 지킬 여유가 있다고 생각하지 않았다. 나의 목표는 분명했으며 그것을 달성하기 위해서는 약간의 창피함이나 자존심 같은 것들은 모두 버릴 수 있었다. 나는 여기까지 오면서 주변으로부터 많은 도움을 받는 행운이 있었는데, 어쩌면 내가 도움이 필요할 때 그것을 명확히 알림으로써 받을 수 있는 도움을 적절하게 받을 수 있었던 게 아닌가 생각한다. 물론 어떤 사회에서는 약한 모습을 보이는 것이 먹잇감이 되는 지름길일 수 있다는 조언도 있지만, 그건 진정 실력이 부족하거나 약한 모습에서 전혀 발전이 없을 때 일어나는 일이다. 자신의 부족함이나 실패를 솔직하게 인정하며 그것을 바탕으로 발전하는 모습을 보이는 것은 사실은 강한 모습이며, 진정한 실력을 키우는 데 궁극적으로 큰 도움이 된다고 생각한다.

깊은 상처도 시간이 지나면 아물고 예전에 그런 일이 있었는지조차 기억나지 않게 될 수 있다. 십 년의 시간 동안 나는 이 어려웠던 시절들을 잊고 살았다. 레지던트 과정은 인턴 과정에 비해 상대적으로 수월했고 임상적으로 나의 자리는 매우 안정되었으며 임상 외적으로도 이런저런 활동으로 나름 인정받는 부분이 있어서 직업인으로, 전문직으로 만족스러운 삶을 살고 있다고 생각하고 있었다. 그런 와중에 지난 일 년간 나에게 흥미롭고 신비롭기까지 한 일이 두 번 일어났다. 십 년 전 내가 실패의 수렁에서 허우적거리고 있을 때 나에게 손을 내밀어주고 다독거려준 닥터 D와 닥터 A가 각각 내 환자로 수술방에 나타나신 것이다. 마취과는 환자가 의사를 찾아오는 과가 아니기 때문에 이것은 순전히 우연으로 일어난 일이지만, 나에게는 뭐라 형언할 수 없을 정도의 감동적인 경험이었다. 그동안 여기까지 오느라 고생했다며 십 년간 성장한 나의 모습을 직접 보여드리라고 하늘이 마련해주신 기회가 아닐까 하는 생각마저 들었다.

Epilogue

자신의 삶을 살아갈 용기

누군가 "움직이지도 않는 것은 꿈이 아니다"라는 이야기를 했습니다. 살면서 여러 기회들이 저에게 다가올 때면 그것이 정말로 나에게 행복일까, 하는 질문을 스스로에게 여러 번 던지면서 내 꿈을 이루기 위해 후회 없이 도전해보자고 마음먹곤 했습니다. 그리고 이 자리에 오기까지, 정말로 어렵고 긴 여정이었습니다.

제가 처음 USMLE를 준비하기 시작했을 때가 1997년 봄이었으니까, 실제로 지원했던 2008년까지 11년을 준비했습니다. 때로는 앞이 보이지 않는 깊은 바다를 헤엄치는 기분이었고, 중간중간 포기하고 싶을 정도로 외롭고 긴 싸움이었어요.

제가 다시 레지던트 지원을 한다고 했을 때 주변 사람들 모두가 반신반의했고 많은 교수님들이 말렸습니다. 그만큼 힘든 여정이었고 힘들어도 결과를 보장받을 수 없는 길이었습니다. 레지던트 지원 전, 저는 스탠퍼드대학병원 이비인후과의 레지던트 수련 코디네이터인 에리카한테 물어보았습니다. "혹시 미국에서 작년에 이비인후과에 합격한 레지던트 중 외국인은 몇 명이었어?" 이 질문에 그녀가 통계 결과를 보고 했던 말은 이랬습니다. "없네…." 실망스러웠지만 한편으로는 내심 다행이라고 생각했습니다. 만약 지원했다가 떨어져도 할 말이 있을 테니까요.

본격적으로 이비인후과 레지던트에 지원하기 시작한 이후 우여곡절을 여러 번 넘겼고, 결국 7개의 인터뷰(Henry Ford, Syracuse, Duke, Iowa, Oregon, Stanford, Eastern Virginia)를 받았습니다. 그리고 12월 1일부터 디트로이트 헨리 포드 병원 이비인후과를 시작으로 인터뷰를 시작했습니다.

인터뷰에 대비해서 11월부터 지도교수와 친구인 앨런 호와 함께 모의 인터뷰를 하며 열심히 준비했지만 첫 인터뷰 때는 꽤나 떨렸던 기억이 납니다. 다음은 제가 첫 인터뷰를 하러 가기 전에 저의 지도교수님이 격려의 의미로 보낸 메일의 일부입니다.

> I'll be praying for you for a successful interview. I wish you safe travels, and always remember that I believe in you, so relax and believe in yourself as well!

저는 여행을 좋아합니다. 가끔은 혼자 여행을 떠나기도 합니다. 과거에 아쉬웠던 점을 돌이켜볼 때, 앞으로 무엇을 해야 할지 계획을 세울 때, 그리고 인생에서 중요한 결정을 내려야 할 때 여행을 떠나곤 했습니다.

우리는 살아가면서 종종 중요한 선택의 순간을 맞닥뜨리게 됩니다. 저는 그런 순간을 마주할 때마다 스스로에게 질문을 던지고, 자신이 세운 목표를 위해 최선을 다하고자 했습니다. 그러다 보니 어느새 여기까지 올 수 있었던 것 같습니다. 물론 뒤돌아보면 아쉬운 점들은 있기 마련이지만, 그럼에도 남의 시선과 평가에 신경 쓰기보다 언제나 자신에게서 답을 찾으려 했습니다.

여러분도 겸손하게, 그러나 확고하게 자신이 정한 목표를 향해 순간순간을 즐기면서 정진하시기를 바랍니다.

앨라배마에서

조도연